CONTRIBUTION A L'ÉTUDE

DE

# L'ORCHITE TRAUMATIQUE

PAR

Le Dr F. COUTAN,

PARIS
A. DELAHAYE et E. LECROSNIER, EDITEURS
PLACE DE L'ÉCOLE-DE MÉDECINE

1881

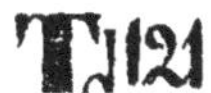

CONTRIBUTION A L'ÉTUDE

DE

# L'ORCHITE TRAUMATIQUE

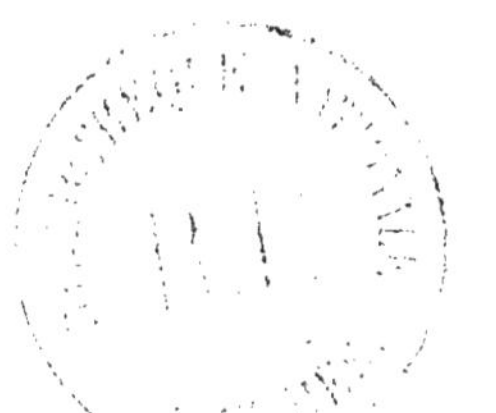

PAR

Le Dr F. COUTAN,

---

Cooo.

PARIS
A. DELAHAYE et E. LECROSNIER, EDITEURS
PLACE DE L'ÉCOLE-DE-MÉDECINE

1881

# CONTRIBUTION A L'ÉTUDE

DE

# L'INFLAMMATION DU TESTICULE

## ET DE L'EPIDIDYME

### CONSECUTIVE AUX CONTUSIONS DE CES ORGANES

## INTRODUCTION

Nous nous occuperons, dans le travail actuel, de l'inflammation du testicule et de l'épididyme survenant à la suite d'un choc ou d'un traumatisme de nature quelconque, portant directement sur l'organe lui-même. Je laisserai donc de côté les cas cités par certains auteurs, dans lesquels l'épididyme ou le testicule auraient été enflammés à la suite d'une contusion portant sur le cordon spermatique et atteignant le canal déférent. Il ne sera pas non plus question ici des plaies contuses du testicule ni des plaies par armes à feu. Je ne dirai rien également des lésions diverses que la contusion peut déterminer du côté des enveloppes scrotales et de la tunique vaginale, ecchymoses, épanchements sanguins, hématocèle pariétale; hématocèle vaginale. L'hématocèle intra-testiculaire, qui a été récemment l'objet d'une communication intéressante de M. Monod à la Société de chirurgie, sort également du cadre que nous nous sommes tracé.

Je dirai quelques mots de l'affection décrite, depuis Velpeau, sous le nom d'orchite par effort, parce que j'ai eu l'occasion d'en observer un cas qui semble en opposition avec les conclusions qu'a soutenues mon collègue le docteur Delome, dans sa thèse inaugurale.

M. le professeur Guyon, dans le service duquel nous avons fait nos débuts, et dont la bienveillance est toujours présente à notre mémoire, a daigné accepter la présidence de notre thèse. Nous sommes heureux de finir nos études sous ses auspices, comme nous les avons commencées, et nous le prions d'agréer ici nos remerciements les plus vifs.

M. le professeur agrégé Terrillon nous a suggéré l'idée de ce travail. C'est sous sa direction que nous avons entrepris nos recherches expérimentales sur le chien; le résultat de ces expériences constitue la partie la plus intéressante de notre étude.

Nous n'oublierons jamais les marques d'intérêt qu'il nous a données et la bienveillance paternelle dont il a usé constamment à notre égard.

Nous remercions particulièrement M. Gaujot, professeur de clinique chirurgicale au Val-de-Grâce. Il nous a accueilli dans son service avec une extrême courtoisie et nous a communiqué cinq observations inédites.

Mes amis les docteurs Menard (de Paris) et E. Vogt (de Genève) se sont mis gracieusement à ma disposition. J'ai pu, avec leur concours, faire quelques recherches dans les ouvrages anglais et allemands. Je les remercie de cette marque d'amitié.

Je dois aussi des remerciements à mon collègue M. Inglessis, externe des hôpitaux. Grâce à lui, j'ai mis largement à profit le service de son maître M. Le Dentu, à l'hôpital Saint-Louis.

M. Suchard, interne et répétiteur au laboratoire d'histologie de M. Ranvier, a bien voulu examiner au microscope les testicules des chiens sur lesquels ont porté nos recherches expérimentales. Je le remercie volontiers ici de son obligeance.

# CHAPITRE I.

## OPINIONS DES AUTEURS.

Nous avons divisé cet historique en deux périodes (artificielles) : 1° une *période clinique*, dans laquelle on fait des confusions entre les phénomènes extérieurs au testicule et les phénomènes propres au testicule et à l'épididyme ; 2° une *période expérimentale*, dans laquelle plusieurs auteurs contemporains cherchent à étudier de plus près les symptômes cliniques et tentent de combler les lacunes que présente l'anatomie pathologique, en instituant des expériences sur les animaux.

### § I.

### *Période clinique.*

L'histoire de la contusion du testicule ne remonte guère au delà d'Astley Cooper.

Avant lui, Dupuytren (1) consacre un chapitre de ses leçons orales aux engorgements du testicule qu'il divise en engorgements inflammatoires, scrofuleux et vénériens, mais il ne dit rien de la contusion de l'organe séminal.

(1) Leçons orales de clinique chirurgicale, 2e éd., 1832-1839, t. I, p. 86 et suiv.

Boyer (1) (1825) constate la fréquence de l'inflammation des testicules et énumère les causes qui y donnent lieu le plus ordinairement. Ce sont, par exemple, les efforts que l'on fait pour lever un fardeau, les plaies, les contusions du testicule, l'accumulation du sperme dans les conduits séminifères et le canal déférent, sa rétention au moment où l'éjaculation allait se faire. Il étudie ensuite les conséquences de cette inflammation et s'exprime ainsi : « Il reste souvent, après la résolution de l'engorgement inflammatoire du testicule, un peu de gonflement de cet organe et surtout de l'épididyme. »

En 1830, parut à Londres l'ouvrage d'Astley Cooper, « Observations on the structure and diseases of the testis, » vulgarisé chez nous, en 1837, par la traduction de Chassaignac et Richelot. Ce traité des maladies du testicule témoigne d'un sens clinique remarquable; il a servi de point de départ pendant un demi-siècle à tous les travaux qui ont été consacrés en France à ce sujet. Nous allons citer les passages principaux qui peuvent nous intéresser.

« Les testicules sont fréquemment malades, et l'on peut indiquer, comme cause de leurs maladies, indépendamment d'une prédisposition constitutionnelle, les circonstances suivantes :

« Leur situation pendante les rend plus susceptibles d'inflammation que les autres parties : car, par l'effet de la pesanteur, le sang contenu dans leur tissu revient

(1) Traité des maladies chirurgicales, 1re éd., 1803-1825, t. X, p. 240.

avec difficulté dans les veines. De là, un relâchement général du corps de l'organe, relâchement qui y favorise la congestion et l'inflammation.

« L'excitation à laquelle les exposent les désirs vénériens, qui souvent ne peuvent être satisfaits immédiatement, entraîne une accumulation de fluide séminal et une distension excessive et douloureuse des tubes séminifères. Cette distension peut être suivie d'inflammation.

« Ils sont extrêmement exposés aux coups et aux compressions (1)... »

A. Cooper (2) regrette le terme de hernie humorale appliqué très improprement à l'inflammation du testicule, et propose celui de *testite*.

Nous lisons plus loin (3) :

« Un coup sur le testicule est une cause fréquente de l'inflammation du testicule ; s'il est violent, il provoque le vomissement à l'instant même, et en quelque sorte sous la main qui a exercé la violence. Ce dernier phénomène, quand il survient, est immédiatement suivi d'une inflammation intense. » — « Parmi les causes de lésion du testicule, on doit signaler comme la plus fréquente la pression à laquelle il est soumis dans l'exercice du cheval, lorsque le cavalier est porté violemment sur le pommeau de la selle. Les testicules sont contondus; il se forme dans le scrotum un épanche-

(1) Œuvres chirurgicales d'Astley Cooper, trad. Chassaignac et Richelot, 1837, p. 426.

(2) Loc. cit., p. 427.

(3) Loc. cit., p. 430.

ment sanguin par suite de la rupture des vaisseaux. La déchirure des parties peut être considérable ; et il en résulte une vive inflammation. »

« Une excitation vénérienne, avec l'impossibilité d'y satisfaire à l'instant même, produit une vive douleur sur-le-champ ; et, comme conséquence de la grande distension des tubes séminifères et de la nature inextensible de la tunique albuginée, l'inflammation s'allume chez les personnes très irritables (1). »

« L'atrophie du testicule est encore un effet de son inflammàtion, le résultat s'observe plus fréquemment à l'époque de la puberté qu'à tout autre âge. Dans certains cas, la maladie reconnaît pour cause déterminante un coup porté sur la partie, soit dans l'exercice de certains jeux, soit lorsque, dans l'équitation, le testicule est porté brusquement contre le pommeau de la selle (2). »

Astley Cooper cite, à l'appui de ses assertions, plusieurs observations qui trouveront place dans le courant de ce travail (3).

Samuel Cooper ne fait guère que résumer l'ouvrage de son illustre compatriote. Empruntons-lui cependant les lignes suivantes : « L'inflammation du testicule peut être la conséquence de quelque violence extérieure... Quelquefois elle est occasionnée par la pression qu'exercent des bandages mal construits. »

(1) Loc. cit., p. 431.

(2) Loc. cit., p. 432.

(3) Traité de pathologie chirurgicale, par Samuel Cooper, trad. Delamare, p. 600.

« L'inflammation aiguë du testicule, lorsqu'elle résulte de la gonorrhée ou de l'irritation de l'urèthre, amène rarement la suppuration; mais, lorsque cette inflammation est produite par une violence extérieure il y a plus de chances pour la formation d'un abcès. »

« L'atrophie du testicule, c'est-à-dire la destruction ou l'absorption plus ou moins complète de cet organe, peut survenir après que l'inflammation aiguë dont il était le siège s'est calmée, mais cette atrophie a lieu plus souvent quand l'inflammation a été excitée par une violence extérieure que lorsqu'elle est la suite de la gonorrhée..... Quelquefois le testicule s'atrophie sans avoir été antérieurement le siège d'aucune inflammation : la pression exercée par un bandage sur le cordon spermatique peut causer cette atrophie (1). »

Dumont (2) (1830), dans une thèse curieuse « *Sur l'agénésie, l'impuissance et la dysgénésie*, » signale l'atrophie des glandes séminales comme produite le plus souvent par des contusions ou des compressions qui, en désorganisant le testicule, déterminent la résorption de sa substance. Nous reproduirons plus loin une observation intéressante de cet auteur.

Le mot *orchite* apparaît pour la première fois, en 1831, dans un mémoire de Gaussail (3) sur l'orchite blennorrhagique, mémoire duquel nous extrayons le passage qui suit : « Les violences extérieures, les divers exercices physiques qu'il est inutile d'énumérer, sont souvent

(1) Loc. cit., p. 602.
(2) Dumont, th. 1830, p. 51.
(3) Arch. gén. méd., 1831, t. XXVII, p. 188-218.

suivis de la manifestation de l'orchite, surtout quand les malades négligent de soutenir les testicules à l'aide d'un suspensoir.— Nous avons vu, à l'hôpital des vénériens, un tailleur qui fut pris d'une orchite gauche, après être resté quelques heures assis sur une table, pendant qu'un garçon frappait dessus, avec le fer dont se servent ces ouvriers. — La compression insensible d'abord, mais éprouvée pendant un certain temps par l'un ou l'autre testicule, lorsque l'on croise les jambes l'une sur l'autre, dans la position assise, m'a paru, dans quelques cas, être la cause de l'orchite. — Elle peut aussi se manifester à la suite d'efforts violents. J'ai vu un fort de la halle qui en fut affecté immédiatement après s'être chargé d'un poids de 300 livres, dans une position défavorable. »

La thèse de Velpeau sur la contusion dans tous les organes est de l'année 1833. L'auteur étudie d'abord la contusion en général, puis il passe en revue les divers organes qui peuvent en être atteints.

« Quoique la forme globuleuse, le peu de volume et la grande mobilité du testicule, dit-il, permettent à cet organe de se soustraire souvent aux violences exercées sur le scrotum, il est cependant encore assez fréquemment contus. Dans l'équitation, il se renverse quelquefois sous le périnée et peut se trouver écrasé dans une projection involontaire du pubis contre le pommeau de la selle. On le pince, on le froisse, on le meurtrit en croisant les cuisses avec une certaine force et sans précaution, quand il est pendant. Les coups de pied ou de genou, les chutes sur un plan inégal ne laissent pas de l'atteindre aussi quelquefois. De là, l'origine de ses indurations, de ses inflammations chroniques ou aiguës, de quelques-unes de ses dégénérescences, de son atrophie; en sorte que la majeure partie des individus qui ont les testicules malades en accusent une violence extérieure. Une observation de Pott prouve que, même dans l'anneau, un coup de pied peut l'atteindre et le contondre fortement (1). »

L'année suivante, 1834, vit paraître la thèse d'Auguste Bérard, sur les divers engorgements du testicule.

« Les causes qui produisent l'orchite simple sont, d'après l'auteur, les contusions du testicule, les efforts réitérés et violents, comme ceux auxquels on se livre en soulevant de pesants fardeaux;.... l'interruption brusque de l'éjaculation;.... la pression d'un brayer sur le cordon spermatique (2). »

Nous lisons plus loin (3) :

« L'orchite ne se termine pas toujours par résolution... Fréquemment elle passe à l'état chronique et constitue l'induration dont je parlerai plus loin. Dans quelques cas très rares, le testicule continue à perdre de son volume, et finit par éprouver une atrophie plus ou moins grande..... L'atrophie est plus fréquente à la

(1) Velpeau, De la contusion dans tous les organes, th. de concours, 1833, p. 107.

(2) Aug. Bérard, Des divers engorgements du testicule, th. de concours, 1834, p. 43.

(3) Loc. cit., p. 49.

suite de l'orchite par contusion que dans la blennorrhagie.

« Enfin, la suppuration et même la gangrène peuvent succéder à une violente phlogose. La suppuration est excessivement rare dans l'orchite blennorrhagique; elle succède plutôt à la traumatique, et encore cela doit-il être peu fréquent, si l'on en juge par le petit nombre d'observations de suppuration rapportées par les auteurs, et surtout si l'on se rappelle que ce que l'on a décrit comme un abcès n'était le plus souvent qu'un tubercule ramolli. »

Le traité pratique des maladies du testicule de Curling (1), malgré certaines incertitudes, est le seul ouvrage complet que nous possédions sur ce sujet. Nous ne pouvons que le signaler à l'attention du lecteur, car une simple analyse même nous entraînerait trop loin.

Nous retrouvons Velpeau (2), en 1844, avec son article du Dictionnaire en 30 volumes, où il résume la question de l'orchite, d'après les opinions admises à son époque.

« Lorsque l'inflammation du testicule, écrit-il, survient à la suite d'un coup, d'une chute, d'un froissement, d'une secousse, d'une lésion traumatique ou d'une violence extérieure quelconque, elle offre d'abord ceci de particulier, que le gonflement des parties porte tout aussi bien, dès le principe, sur le testicule que sur l'é-

(1) Curling, A practical Treatise on the diseases of the testis. — London, 1843. (Trad. Gosselin, 1857.)

(2) Velpeau, Dict. en 30 vol., t. , XXIX p. 465.

pididyme, que très souvent même le testicule reste seul affecté depuis le commencement jusqu'à la fin de la maladie, que le canal déférent ne participe presque jamais au gonflement, à l'inflammation.

« Il faut noter ensuite que la tumeur est plus souvent inégale, bosselée ; qu'elle offre par-ci par-là comme des noyaux, comme des plaques, entremêlées d'espaces plus souples dans le testicule affecté ; que sa marche ressemble fréquemment à celle des inflammations phlegmoneuses, et qu'il n'est pas rare de la voir se terminer par suppuration, par la formation d'un ou de plusieurs abcès. »

. . . . . . . . . . . . . . . . . . . .

« L'observation démontre en outre que l'orchite phlegmoneuse n'est pas constamment accompagnée d'un épanchement notable de sérum dans la tunique vaginale, et qu'il lui succède, dans un assez grand nombre de cas, un travail chronique, véritable engorgement consécutif, source de certaines tumeurs, dont la cause échappe souvent au malade.

« Une orchite qu'il serait bon de ne pas confondre avec l'orchite blennorrhagique ou les orchites uréthro-vésicales, ni avec l'orchite par cause directe, est celle qui résulte de certains efforts musculaires. Tous les chirurgiens savent qu'une infinité de malades rapportent à un violent effort l'orchite aiguë dont ils sont affectés. Comme ce n'est là qu'une manière de cacher la véritable origine de leur mal, pour la plupart de ceux qui ont contracté la blennorrhagie, il en résulte que les observateurs admettent à peine comme possible ce genre de causes d'orchites, mais c'est à tort. Un examen attentif de la question m'autorise à croire qu'une marche forcée, que la station verticale, que l'action de porter, de soulever un lourd fardeau, que tous les genres d'efforts en un mot susceptibles de retentir dans l'aine sont de nature à occasionner l'inflammation du testicule, aussi bien que la pression d'un brayer, d'une pelote, d'un bandage quelconque sur l'anneau ou le trajet du canal inguinal. »

. . . . . . . . . . . . . . . . . . .

« Il résulte même de cette particularité que souvent l'orchite blennorrhagique trouve sa cause occasionnelle dans un effort et que la maladie de l'urèthre n'en est que la cause prédisposante. Il en résulte aussi que les orchites nées sous cette influence font naître une tumeur qui débute par l'épididyme ou le canal déférent, que l'urèthre ou la vessie soient altérés ou non ; par conséquent, l'orchite aiguë non uréthrale due à cette cause présente les mêmes caractères anatomiques que l'orchite uréthrale ; si bien qu'elle se confond, par ses suites possibles et ses causes, avec l'orchite dite simple ou traumatique, et avec l'orchite uréthrale par son mécanisme et la forme des parties gonflées. Elle offre encore ceci de particulier, qu'elle tient, pour ainsi dire, le milieu entre l'orchite blennorrhagique et l'orchite phlegmoneuse, sous le point de vue de la tendance à se terminer par suppuration ou par l'état chronique. »

La première édition du Traité de pathologie externe de Vidal devait contenir cinq volumes mais le dernier ne parut pas. Voici ce que nous lisons dans le cinquième volume de la seconde édition (1846) (1) :

« Les contusions, les froissements du testicule sont fréquents. Les accidents produisent des infiltrations ou des épanchements sanguins dans les enveloppes du testicule et dans le sein de cet organe lui-même. Cette extravasation sanguine et celles qui sont le résultat d'autres blessures des vaisseaux du cordon spermatique ou d'autres parties des bourses, donnent lieu à une tumeur qui a été appelée hématocèle, et que je vais bientôt étudier.

« Quand la contusion est violente, les dangers pour l'organe sont immédiats. Les tissus étant déchirés, quelquefois écrasés, il s'allume, dans le corps même de la glande, une violente inflammation qui entraîne la perte de l'organe. Sa substance est détruite par la suppuration, ou s'échappe sous la forme d'un pus brun, mêlé de petits cordonnets qui ne sont autre chose que les conduits séminifères.

« J'ai observé, cependant, dans la salle 11 de mon service (à l'hôpital du Midi), un individu dont le testicule avait été broyé presque entièrement, tellement la contusion avait été violente ; eh bien, ce malade marcha, se livra à ses occupations le lendemain de l'accident et ne prit jamais de repos. Il vint enfin demander une place à notre hôpital parce que les points suppurés du testicule étaient restés fistuleux... »

« Une orchite non blennorrhagique par excel-

(1) Vidal, Pathologie externe, 2e éd., t. V (1846), p. 432.

lence est celle qui, selon M. Velpeau, se produit à la suite d'une marche forcée, par la station verticale, par l'action de porter, de soulever un lourd fardeau, par tous les genres d'efforts qui peuvent retentir dans l'aine. Cette orchite se distingue de l'orchite blennorrhagique non seulement par sa cause, sa marche, ses caractères anatomiques, mais encore par ses suites presque constamment bénignes (1). »

Nous lisons encore dans la dernière édition :

« Les affections aiguës qu'on a appelées orchites ne sont pas toutes des inflammations réelles. Dans le plus grand nombre des cas, au contraire, ce sont de simples congestions, des engorgements que je compare à l'engorgement du sein appelé *poil* (2). »

Vidal distingue ensuite des inflammations générales et des inflammations partielles, c'est-à-dire des cas où l'inflammation sévira sur tout le testicule, ou plus particulièrement sur l'épididyme (épididymite), ou sur la tunique vaginale (vaginalite), ou sur la glande (orchite proprement dite, ou parenchymateuse).

Soulé, chirurgien de l'hôpital Saint-André à Bordeaux, a publié, en 1846, dans le journal de médecine de cette ville, quelques réflexions très intéressantes sur les orchites. Nous sommes heureux de pouvoir citer cet auteur, dont le nom paraît avoir échappé aux écrivains qui ont écrit depuis sur ce sujet. M. Gosselin cependant, dans une addition (3) à sa traduction de

(1) Lib. cit., p. 441.
(2) Lib. cit., 5e éd., t. V, p. 146.
(3) Lib. cit., p. 259.

Curling, rapporte une observation du chirurgien de Bordeaux.

« L'orchite traumatique m'occupera en premier lieu, et je distinguerai ici une *orchite directe*, résultat d'une contusion sur le testicule lui-même, et une *orchite indirecte* succédant à une violence exercée sur le cordon. Tantôt cette violence sera produite par une contusion, tantôt par une contraction violente des muscles abdominaux (1). »

« Quand une violence s'est effectuée sur les bourses, un premier symptôme qui se présente à l'observation, c'est la lésion des téguments. La structure des enveloppes du testicule se prête parfaitement bien aux infiltrations sanguines étendues : aussi y peut-on noter toutes les suites de la contusion, depuis une simple ecchymose jusqu'à l'infiltration avec tension et boursouflement de ces parties, jusqu'à la terminaison par plaques gangréneuses. Le testicule, lorsqu'il a été atteint, offre une grande sensibilité; il a, en général, conservé sa forme, et on n'y aperçoit pas ordinairement les déformations qu'on constate dans d'autres variétés. Le cordon est en général sain, du moins à l'anneau, à moins que la contusion ne l'ait également atteint. Toutes choses égales d'ailleurs, il a bien moins de tendance à se prendre ainsi de bas en haut que dans le sens opposé. La tunique vaginale peut contenir du sang; il y a alors véritable hématocèle. La tumeur

(1) Soulé, Réflexions sur les orchites. Journal de médecine de Bordeaux, 1846, p. 677.

affecte une forme en poire, qui tendrait à la rapprocher d'autres orchites qui s'accompagnent ordinairement d'un épanchement séreux, si les symptômes précités ne servaient à l'en distinguer. L'infiltration tégumentaire, jointe à l'état de la vaginale, peut être poussée à un tel point, que l'exploration exacte du testicule devient, dans ces cas, chose difficile, impossible même. »

« L'orchite succédant à une contusion du cordon spermatique se distingue de la précédente par le gonflement, la douleur qui débutent par lui. Le testicule ne devient douloureux que momentanément et le gonflement peut y être peu marqué, y manquer même tout à fait. On conçoit qu'ici l'inflammation ne se fait que par voie de continuité et qu'elle peut se borner au cordon, lorsqu'elle n'est pas très considérable. A raison de la laxité des tuniques du scrotum, l'ecchymose et l'infiltration sanguine gagnent vite les parties les plus déclives, et ces caractères y sont ordinairement plus marqués que sur le lieu même de la contusion. La tumeur peut alors être en grande partie constituée par cette complication (1). »

« L'orchite parenchymateuse, celle qui, dans l'acception la plus propre, pourrait le plus mériter ce nom, peut être la suite d'une contusion violente (2). »

« Une continence trop prolongée chez un sujet vigoureux, surtout s'il est soumis à des causes excitatrices, peut amener le gonflement du testicule (3). »

(1) Lib. cit., p. 680.
(2) Lib. cit., p. 691.
(3) Lib. cit. p. 69[illegible].

La Société de chirurgie (1) s'occupa plusieurs fois de la question de l'orchite parenchymateuse dans le courant de l'année 1848. Robert établit alors une distinction entre l'orchite parenchymateuse blennorrhagique siégeant dans les vaisseaux séminifères, et celle qui envahit d'emblée le testicule et occupe plus spécialement le tissu cellulaire de l'organe. Cette dernière survient à la suite de fatigues, dans la convalescence des fièvres graves, et, en particulier, des fièvres typhoïdes ; elle se termine assez fréquemment par suppuration.

La thèse de Dufour (1854), d'ailleurs si remarquable, offre peu d'intérêt pour nous. Aussi n'en ferons-nous qu'une courte citation.

« Nous admettrions aussi, dit l'auteur, de même que pour la blennorrhagie, qu'une contusion capable d'enflammer le testicule puisse devenir le point de départ d'une tuberculisation de cet organe (2). »

M. le professeur Guyon (3), alors interne de Velpeau, faisant le résumé clinique du service de son illustre maître, pendant l'année scolaire 1855-1856, constate que, sur cinquante cas d'orchites, aucun ne peut être imputé au traumatisme. Cette remarque a son importance et fait pressentir déjà que la fréquence de l'orchite traumatique a été beaucoup exagérée.

Dans son Traité d'anatomie pathologique générale (4), Cruveilhier s'exprime en ces termes, à propos des

(1) Bull. Soc. chirurgie, t. I, p. 133, 136 et 196.
(2) Dufour, th. 1854, p. 33.
(3) Gaz. hôpitaux, 1856, n° 122.
(4) T. III (1856), p. 252.

atrophies testiculaires postérieures à la naissance :

« La compression est de toutes les causes la plus fréquente. Toute compression directe exercée sur le testicule ou sur le cordon spermatique a pour conséquence l'atrophie testiculaire. Ainsi la pelote d'un brayer trop dur, mal appliqué, qui gêne la circulation des vaisseaux spermatiques ; ainsi une forte contusion du testicule, peuvent entraîner son atrophie, soit par désorganisation primitive, soit par l'inflammation qui est la conséquence de la contusion. »

Dans un autre passage, il étudie le mécanisme probable de l'atrophie testiculaire : « Dans l'atrophie des glandes par contusion, c'est la paroi propre de substance fondamentale qui disparaît de prime abord, soit dans toute l'étendue du tube glandulaire, soit par places ; l'épithélium ne disparaît que plus tard. Souvent les cellules s'hypertrophient isolément, deviennent granuleuses ; dans certains cas, la cavité du tube glandulaire qui s'atrophie se remplit d'un contenu granuleux solide, qui persiste plus ou moins longtemps après l'atrophie de la paroi. Je suis porté à croire que les tubes séminifères peuvent subir la même transformation. »

La thèse de Hardy (1860), sur les inflammations du testicule, ne nous apprend rien de nouveau sur l'orchite traumatique. L'auteur, en effet, dans cette partie de son travail, n'a fait que reproduire l'article de Velpeau qu'il suit, pour ainsi dire, pas à pas. Toutefois il n'admet qu'avec réserve l'existence de l'orchite par effort : « Cette cause de l'orchite, dit-il, est assez rare et a même été souvent mise en doute par les auteurs qui se sont occupés du sujet (1). »

Dans sa thèse sur le diagnostic des tumeurs du testicule (1861), M. Desprès constate que l'anatomie pathologique des orchites reste tout entière à faire.

« Les lésions de l'inflammation du corps du testicule sont encore moins connues, nous dit-il, que celles de l'épididymite (2). » Vingt ans plus tard, nous entendrons le même aveu de la même bouche dans une leçon sur les orchites chroniques (3).

M. Barthélemy, professeur à l'école navale de Toulon, nous apprend que, dans les chutes à califourchon sur les vergues, « le testicule peut être comprimé, contusionné contre le pubis; on voit survenir alors l'infiltration sanguine du scrotum et l'une des variétés d'hématocèles décrites par les auteurs (4). »

M. Fano (5) adopte sur la question l'opinion de ses devanciers, qu'il reproduit en ces termes : « Les orchites traumatiques se développent sous l'influence de coups portés sur les bourses, de blessures de ces organes; ou bien encore par le fait seulement d'un effort violent. Chez les sujets robustes, le crémaster peut être assez développé pour que le testicule soit violemment soulevé et appliqué contre l'anneau, au mo-

(1) Hardy, th. 1860. p. 75 et suiv.

(2) Desprès, th. 1861, p. 34.

(3) Desprès, Chirurgie journalière, 2e éd., p. 770.

(4) Barthélemy, Archives de médecine navale, t. III, 1865, p. 110.

(5) Fano, Traité élémentaire de chirurgie, 1872, t. II, p. 964.

ment où ils contractent les muscles qui agissent dans l'accomplissement des phénomènes de l'effort.

« L'orchite traumatique diffère de la blennorrhagique en ce que la tuméfaction porte autant sur le corps du testicule que sur l'épididyme; elle est aussi plus douloureuse et réclame un traitement antiphlogistique énergique. »

MM. Cornil et Ranvier s'expriment avec une grande réserve : « Il est probable, nous disent-ils, que le testicule, dans l'orchite traumatique, présente une inflammation œdémateuse de son tissu conjonctif avec toutes les conséquences de cet état, c'est-à-dire l'irritation des cellules du tissu conjonctif et l'inflammation de ses canaux lymphatiques (1). »

M. Gosselin (2) pose, sans la résoudre, la question suivante : « L'orchite des adolescents n'a-t-elle pas une tendance plus grande à donner l'atrophie que celle des adultes ? »

M. le professeur Duplay (3) publie dans les Archives de médecine (1876) trois cas de prétendues orchi-épididymites par effort.

L'année suivante (1877), un de ses élèves, le docteur Delome (4), développe les idées de son maître dans sa thèse inaugurale, et tire habilement parti des re-

(1) Cornil et Ranvier, Manuel d'histologie pathologique, 1876, p. 1097.

(2) Gosselin, Clinique chirurgicale de l'hôpital de la Charité, 3e éd., t. II, p. 632.

(3) Archives de médecine, 1876, 2e vol., p. 353.

(4) Delome, De l'orchi-épididymite prétendue par effort, th. 1877, vol. 8, n° 380.

cherches récentes de M. P. Reclus sur le tubercule du testicule. L'auteur s'appuie sur huit observations pour démontrer que l'orchite par effort, c'est-à-dire par contraction violente du crémaster, n'est le plus souvent qu'une orchite uréthrale méconnue. Formulée d'une façon absolue, cette conclusion cesserait d'être juste, comme on pourra s'en convaincre plus loin, à la lecture d'une observation que nous avons recueillie dans le service même de M. Duplay.

M. le professeur Trélat (1), dans une clinique sur le diagnostic des tumeurs du testicule, nous prémunit contre une cause d'erreur qu'offre souvent l'interrogatoire des malades. « Vous verrez, nous dit-il, presque tous les malades rapporter le début de leur affection testiculaire à un froissement, à un coup ; les femmes attribuent de même une grande partie de leurs maladies du sein à une origine traumatique. Il faut vous défier un peu de ces contusions qui n'existent souvent que dans l'imagination du malade; c'est une cause vraie quelquefois, mais à laquelle vous ne devez pas faire une part trop large; dans l'hématocèle toutefois elle est fondée. Cependant, le plus souvent elle produira un simple épanchement sanguin sous-cutané des bourses, une ecchymose scrotale plutôt qu'une véritable hématocèle. »

M. le professeur Richet (2) s'exprime ainsi dans son ouvrage classique : « On a beaucoup discuté à l'effet de savoir si la contraction musculaire pouvait resserrer

(1) Trélat, Clinique de la Charité, Progrès médical, 1877, p. 64.
(2) Richet, Anatomie chirurgicale, 5e éd. 1877, p. 144.

les anneaux fibreux, et diminuer leur diamètre de manière à gêner les organes qui y sont contenus naturellement ou accidentellement. . . . . . . . .

« On a cependant cherché à expliquer de cette manière comment, dans des efforts violents, la compression des veines testiculaires par les fibres qui constituent les ouvertures inguinales peut aller jusqu'à déterminer un engorgement de la glande séminale, une *orchite.* »

M. Tillaux (1) tient, à peu près le même langage. « Les fibres du crémaster sont striées et leur contraction détermine l'ascension brusque du testicule vers l'anneau . . . . . . . . . . . . . . . . . .

« En voyant avec quelle vigueur se produit ce mouvement succédant à une faible excitation, il me paraît rationnel d'admettre que la variété d'*orchite dite par effort* provient de ce que le testicule a été fortement appliqué et contusionné contre le pubis, à la suite d'une contraction énergique du crémaster. »

M. le professeur Laboulbène (2) ne consacre que quelques lignes au sujet qui nous occupe. « L'*inflammation simple testiculaire* ou *orchite aiguë*, venant après des traumatismes légers, une blennorrhagie, ou succédant à des oreillons, n'est guère observable que sur le malade. L'orchite généralisée porte le nom d'*orchite;* celle qui est partielle occupe principalement l'épididyme et est appelée *épididymite.* — Dans l'orchite, la glande testiculaire est augmentée de volume, doublée ou tri-

(1) Tillaux, Anatomie topographique, 1re édition, 1877, p. 901.
(2) Laboulbène, Anatomie pathologique, 1879, p. 792.

plée; il s'est produit une hyperhémie accompagnée de lymphangite et d'une suffusion séreuse dans l'intervalle des fibres conjonctives ou lamineuses, comme il s'en produit une dans la tunique vaginale. »

## § II.

### *Période expérimentale.*

Comme on a pu le voir par la lecture des citations précédentes, les auteurs s'étaient peu préoccupés jusque-là de l'anatomie et de la physiologie pathologique de l'inflammation traumatique. Une exception doit être faite cependant en faveur de Cruveilhier qui avait indiqué déjà assez nettement le processus de l'atrophie consécutive.

Pour arriver à connaître tous ces points obscurs, quelques auteurs contemporains songèrent donc à recourir à l'expérimentation, la rareté des autopsies pratiquées chez l'homme ne permettant pas une étude approfondie du sujet.

Nous allons donner une analyse rapide de ces travaux.

Dans un cas d'épididymite traumatique, Kocher (1) trouva, quatre semaines après le début de l'accident, au sommet de l'épididyme, un abcès ne renfermant qu'une petite quantité de pus épais et presque totalement rempli de granulations bleuâtres. Dans sa partie

(1) Kocher, Annales de Pitha et Billroth, 1875, § 669.

supérieure, la tunique vaginale était adhérente circulairement et formait une petite poche de sérosité jaunâtre ; à cet endroit, la séreuse était lisse. Dans sa partie inférieure qui contenait également de la sérosité, des adhérences très solides unissaient la vaginale à l'épididyme.

Le même auteur a vu, trois semaines après un violent traumatisme expérimental, un abcès de la séreuse communiquer avec la partie inférieure de l'épididyme.

Nous ne pouvons passer sous silence la thèse si connue de M. Reclus, auquel nous avons emprunté quatre observations. « L'orchite traumatique, nous dit cet auteur (1), est sans doute celle que l'atrophie termine le plus souvent. » Il signale comme un fait constant l'intégrité de l'épididyme accompagnant l'atrophie du testicule. « A la suite des traumatismes, l'inflammation se confine dans le testicule sans atteindre l'épididyme. Le testicule s'atrophie, l'épididyme demeure intact (2). » Plus loin, il résume dans les lignes suivantes l'anatomie pathologique de l'orchite traumatique : « Les tubes séminifères sont seuls atteints dans les orchites traumatiques et dans les orchites métastatiques. Leurs lésions consistent en une hypertrophie de la tunique interne ou membrane propre, avec atrophie de l'épithélium et disparition de la cavité, ce qui les transforme en un cordon plein. On le voit, le processus inflammatoire a pour siège évident

(1) Reclus, Du tubercule du testicule et de l'orchite tuberculeuse, th. 1876, p. 24,

(2) Lib. cit., p. 27.

le tube séminifère lui-même. Il s'agit ici, non plus d'une sclérose interstitielle comme dans les orchites syphilitiques, mais bien d'une sclérose parenchymateuse (1). »

Nous empruntons à un mémoire de M. Terrillon une analyse rapide des recherches de Jacobson (2), qui a opéré sur seize chiens.

« Cet auteur s'occupa presque exclusivement du processus de réparation qui succède, soit aux plaies de l'albuginée et d'une partie du parenchyme testiculaire, soit à la lésion qui résulte de la présence d'un corps étranger séjournant au milieu du tissu même de l'organe.

« Dans sa première série d'expériences, il sectionnait une partie du testicule, après avoir incisé les enveloppes et laissait la plaie se cicatriser à l'air libre. — Les résultats furent les suivants : Après l'opération, on voit une couche grisâtre se développer sur la partie superficielle. Cette couche devient noirâtre par la présence du sang. La croûte ainsi formée tombe après quelques jours et on trouve une plaie granuleuse, non fongueuse. L'albuginée ne participe point aux phénomènes inflammatoires. La guérison se fait rapidement, et il reste une perte de substance d'une étendue très-petite par rapport aux lésions primitives.

« La seconde série d'expériences consiste dans l'intro-

(1) Lib. cit., p. 34.

(2) Jacobson, Saint-Petersburger medicinische Wochenschrift, 1877, n° 37, et in Archives de Virchow, 1879, vol. LXXV, p. 349-398.

duction d'une tige de cuivre au centre du parenchyme testiculaire. Les phénomènes observés ont été étudiés à des époques différentes, depuis la 48e heure jusqu'au 35e jour.

« Dans le tissu interstitiel peu abondant chez le chien, on constate une infiltration de globules blancs et de globules sanguins avec un léger œdème inflammatoire. Bientôt on constate l'hyperplasie des cellules du tissu conjonctif et la disparition des lacunes lympatiques. Mais ce processus, qui est à son maximum autour du corps étranger, va rapidement en diminuant dans les parties voisines, et la zone d'inflammation ne dépasse pas quelques millimètres. Le reste de l'organe demeure absolument intact, sauf quelques phénomènes congestifs.

« Les lésions des canalicules spermatiques existent dans cette même zone pathologique. Leurs parois s'épaississent par infiltration séreuse et granuleuse. Quelquefois le centre du canalicule reste intact, mais le plus souvent les cellules épithéliales et les cellules propres sont gonflées et remplissent complètement le calibre du canalicule. Plus tard ces cellules se détruisent, et le retour à l'état normal dans le point enflammé paraît douteux.

« Ce qui ressort de plus net de ces expériences, c'est ce fait important que l'inflammation provoquée par une plaie ou par la présence d'un corps étranger ne se propage qu'à une distance très faible du point primitivement atteint et que le reste de l'organe ne participe aucunement aux phénomènes inflammatoires. »

Le docteur Rigal (1), médecin aide-major, a publié en 1879, dans les Archives de physiologie, le résultat très intéressant de ses expériences sur le testicule du rat. « Afin de déterminer une lésion constante et toujours appréciable, l'expérience m'a démontré qu'il fallait produire sur le testicule une contusion amenant la rupture de l'albuginée... Faute de déterminer un traumatisme suffisant, il m'est arrivé, après une contusion violente, un froissement que je croyais vigoureux, de ne trouver aucune lésion apparente. »

L'auteur résume ainsi la marche du processus inflammatoire.

« La *première période* est caractérisée par la contusion de l'organe, la rupture de sa tunique d'enveloppe, la mollesse et la disparition momentanée du testicule et par les phénomènes réactionnels concomitants, exsudations, hémorrhagies, proliférations épithéliales.

La *deuxième période* nous montre la réparation en train de s'effectuer. L'organe perceptible au toucher contracte des adhérences et perd de son poids. Il y a dégénérescence parallèle, granulo-graisseuse de l'épithélium, organisation de la trame fibreuse, diminution du calibre des tubes et résorption des produits épanchés.

Dans la *troisième période*, l'évolution est complète, le retrait de l'organe est définitif ; par ses adhérences, il se confond avec les parties voisines. Quelques tubes sont remplis de blocs réfringents ; les autres oblitérés

(1) Rigal, Recherches expérimentales sur l'atrophie du testicule, consécutive aux contusions de cet organe. Archives de physiologie, 1879, p. 155.

d'une façon irrémédiable. L'atrophie de la glande est absolue. »

En 1879, M. Terrillon fit quelques expériences assez semblables à la dernière série instituée par Jacobson, et elles donnèrent un résultat absolument identique.

« Avec une seringue de Pravaz, dont l'aiguille était très fine, il injecte dans le centre du testicule d'un chien une ou plusieurs gouttes d'une solution faible de nitrate d'argent (solutions 1/100, 1/120, 1/150).

« Cinq expériences donnèrent les résultats suivants : La totalité de la glande réagit très peu sous l'influence de cette lésion centrale. Il y eut seulement une tension légère et une consistance un peu plus grande. L'examen à l'œil nu et l'examen microscopique ont montré que toutes les parties atteintes par la solution caustique formaient une eschare centrale, molle, qui devenait plus tard le centre d'un abcès. Le tissu qui entourait les parties mortifiées présentait des phénomènes inflammatoires absolument semblables à ceux décrits par Jacobson autour de la tige de cuivre introduite dans le testicule. La faible zone enflammée se transformait bientôt en un tissu fibreux formant une enveloppe à l'abcès central, et constituant une espèce de *membrane pyogénique*. Les autres parties de la glande étaient absolument indemnes. »

## CHAPITRE II.

### OBSERVATIONS.

Nous avons classé nos observations de la manière suivante:

10 observations d'épididymites traumatiques avec ou sans hydrocèle;

14 observations d'orchites et d'épididymites traumatiques terminées par atrophie;

8 observations d'orchites et d'épididymites traumatiques terminées par suppuration;

1 observation de rupture de l'albuginée;

2 observations d'orchites traumatiques compliquées de lésions uréthrales.

4 observations d'orchi-épididymites par effort ou fatigues excessives.

Ce total de 39 observations est relativement peu élevé si l'on veut bien songer aux nombreuses recherches auxquelles nous nous sommes livré. Il est peu en rapport avec ce que la plupart des auteurs disent de la fréquence de l'orchite traumatique. Ainsi les deux Recueils allemands suivants : *Canstatt's und eisenman Forhschritte der medecin* (1841-1880) et *Archiv für Klinische chirurgie von Langenbeck*, ne nous ont fourni aucun fait qui mérite d'être signalé. La Revue des sciences médicales de M. Hayem ne nous a été également d'aucun secours. L'ouvrage d'Otis, sorte de statistique médico-chirurgicale sur la Guerre de la Sécession, ne renferme que trois cas peu intéressants. Nous en donnons ici la traduction avec les réflexions dont l'auteur les a fait précéder.

*Blessures et maladies du testicule* (1). — « Les cas relatés de contusions ou de blessures contuses ou de lacération du testicule par armes à feu s'élèvent au nombre de 586. Un petit nombre de cas de blessures du testicule provenant d'autres causes ont été également rapportés, et de nombreux exemples d'hydrocèle ou d'hématocèle attribués à des origines traumatiques. L'orchite était très commune parmi les troupes en garnison et les affections du testicule n'étaient pas rares. Les autres altérations morbides du testicule furent relativement peu fréquentes. On s'attache surtout ici aux blessures par armes à feu ; tandis que les affections traumatiques d'une autre origine et les autres maladies ne seront rapportées qu'en passant. Les blessures du testicule sont moins fréquentes que ne pourrait le faire supposer la position de ces organes. Leur mobilité, leur forme arrondie, la souplesse de leurs enveloppes expliquent la facilité avec laquelle ils échappent aux blessures. »

*Contusions du testicule* (2). — « Des contusions du testicule principalement par compression des organes

(1) George Otis, The medical and surgical history of the war of the rebellion 1876. Part. II, vol. II surgical history. Ch. VII, sect. III, p. 405.

(2) Lib. cit., p. 418.

contre le pommeau de la selle furent très fréquemment observées chez les cavaliers, et la formation de l'hydrocèle et de l'hématocèle souvent rapportée à cet accident. De courtes observations de contusion du testicule par armes à feu sont rapportées ci-dessous. Comme addition aux articles contenus pages 405 et 419, nous donnons un exemple infirmant la doctrine que les graves contusions du testicule sont nécessairement suivies par un *shock*.

« Cas 1192.— J. P., 1re Ce, 4e rég. de cavalerie, reçut une blessure contuse des testicules par un obus à Chapin's Farm, le 30 septembre 1864. Il fut envoyé le 1er octobre à l'hôpital du fort Monroe et retourna au corps le 28 novembre 1864.

« Cas 1193. — H. B., Ce A, 24e régiment de l'Illinois, âgé de 25 ans, fut blessé à Chickamanga le 19 septembre 1863 et envoyé à l'hôpital de Louisville. Le chirurgien R. R. Taylor U. S. V. diagnostiqua : « une contusion grave du testicule par une balle perdue. » Le malade fut transféré à Quincy. Le chirurgien R. Nicholls U. S. V. observe que le testicule était gonflé et enflammé. L'inflammation cesse après l'application de teinture d'iode, de cataplasmes et par le repos. Retour au corps le 26 janvier 1864.

« Cas 1194. — Le caporal T. F., Ce K, 72e régiment de New-York, âgé de 23 ans, fut blessé à Gettysburg, le 3 juillet 1863. Le chirurgien A. B. Ward rapporte qu'il fut transporté au Seminary Hospital avec une blessure de la cuisse droite. Transféré le 11 juillet à l'hôpital de Summit House. Le chirurgien assistant de service T. G. Hunt diagnostique « une contusion du testicule par un obus, » et le malade fut transféré au Morver Hospital le 29 juillet. Le chirurgien J. Hopkinson U. S. V. rapporte que la blessure du testicule a été produite par un large projectile frappant un rail sur lequel le soldat était assis. Avec un suspensoir, le malade guérit peu à peu, reprit son service à partir du 9 septembre comme *sentinelle* et fut renvoyé à son régiment le 23 novembre 1863.

---

# CLASSE I.

## OBSERVATIONS D'ÉPIDIDYMITES TRAUMATIQUES AVEC OU SANS HYDROCÈLE.

### OBSERVATION I.

Inflammation subaiguë, d'origine traumatique, du testicule, de l'épididyme et du cordon. — Pas d'épanchement vaginal. — Résolution. (Observation de Baré) (1).

Jean Echard, âgé de trente ans, condamné et appartenant au 5e régiment, *se froissa le testicule droit en franchissant une haie*, dans les premiers jours du mois de juin 1837. La douleur fut vive, et le testicule se tuméfia aussitôt; toutefois Echard supporta son mal avec patience, continua son service et n'entra à l'Hôtel-Dieu de Nantes qu'un mois après l'accident. Il resta six semaines dans cet hôpital, soumis à un traitement antiphlogistique très énergique : en effet, durant un mois, tous les deux jours, on lui appliquait quinze ou vingt sangsues; et, dans l'intervalle de ces émissions sanguines, il prenait un grand bain. La douleur disparut, mais la tumeur conserva son volume, sa dureté, et occasionnait beaucoup de gêne par son grand poids. Echard sortit dans cet état, se fit condamner à la salle de police, puis à la prison, où je le vis pour la première fois, le 25 août.

Le testicule droit remplissait exactement le scrotum, qui était tendu, rouge, luisant; le volume de cette tumeur était tel, qu'au premier aspect, il me sembla que la phlegmasie du testicule s'accompagnait d'un épanchement dans la vaginale; un plus sérieux examen me convainquit du contraire; le testicule était dur dans toute son étendue, bosselé à l'insertion du cordon et dans une grande partie de son épididyme; il était sensible au toucher et d'un

(1) Baré, Journal des connaissances médicales, 1839, p. 307.

poids remarquable; de plus, le cordon était gros comme le petit doigt, douloureux et fortement tendu par la pesanteur inaccoutumée de l'organe qu'il soutenait.

Echard ne portait pas de maladie vénérienne et la circonstance de son accident lui était trop présente pour qu'il pût se méprendre sur la cause réelle de sa tumeur scrotale. Je ne conçus pas de doute à cet égard, et je m'arrêtai à l'idée d'une *phlegmasie subaiguë, par cause externe, du testicule, de l'épididyme et du cordon.*

Je fis appliquer sur la tumeur un large vésicatoire, dont j'entretins la suppuration pendant quinze jours; l'effet fut immédiat, le testicule se ramollit, perdit de sa pesanteur et de son volume; ces quinze jours de suppuration écoulés, le scrotum, revenu sur lui-même, présentait des rides; la tumeur, en pleine voie de résolution, avait perdu les deux tiers de sa grosseur. Le testicule surtout se distinguait de l'épididyme et du cordon par sa souplesse et son retour presque complet à l'état normal. Ces deux derniers organes conservaient encore de l'engorgement et de la dureté; la résolution, bien qu'évidente, s'y était montrée moins active et moins prompte; il me restait peu de chose à faire pour obtenir une cure radicale, et, dès cet instant, je pus la garantir. Des frictions sur le scrotum avec de l'extrait de belladone mêlé par parties égales à de l'axonge, des pilules de calomel et de ciguë, quelques bains et le repos achevèrent la guérison.

Echard, après soixante-deux jours à l'infirmerie, passa à la prison, ne conservant de sa tumeur qu'un léger engorgement dans une très petite portion de l'épididyme; je l'ai vu quelques mois après et me suis assuré de la solidité de sa guérison.

## OBSERVATION II

Contusion du testicule. — Epididymite chronique de nature syphilitique (1).

Le nommé Hue, du 6e régiment de ligne, entra à l'hôpital, atteint d'orchite traumatique aguë, produite *par un coup reçu sur le testicule.* La tumeur était très considérable et très douloureuse; le scro-

(1) Gazette des hôpitaux, 1854, p. 215.

tum d'un rouge violacé présentait des bosselures qui indiquaient que l'injection sanguine ne s'était pas opérée également dans toute l'étendue de cette enveloppe. Le toucher, presque intolérable à la partie antérieure, provoquait peu de douleur à la partie postérieure du testicule, où il était facile de constater une surface indurée assez étendue correspondant à l'épididyme. Toute la tumeur fut aussitôt recouverte de collodion qui provoqua d'assez vives douleurs, surtout aux parties des enveloppes qui avaient reçu le choc. Les résultats furent très satisfaisants, car, une heure après, les douleurs avaient presque entièrement disparu et le lendemain la tumeur avait perdu plus de la moitié de son volume. On pouvait alors la toucher dans tous les sens, sans provoquer la douleur, excepté à la partie antérieure qui avait été contuse. L'épididyme seul, qu'il nous fut facile alors de reconnaître, avait conservé un volume considérable et formait une coque très dure qui enveloppait le testicule, de plus de moitié. Le malade nous raconta que cette induration était très ancienne et la suite de plusieurs engorgements vénériens. . . . .

. . . . . . . . . . . . . . . . . . . . . . . . .

## OBSERVATION III.

Contusion du testicule droit. — Epanchement de la vaginale. — Epididymite traumatique. — Résolution. — (Obs. de Sorbets) (1).

Ernest Dorgans, âgé de 26 ans, employé, d'une bonne constitution, *tomba* le jeudi 11 avril, de la hauteur de 4 mètres, *sur l'angle d'une chaise, le testicule droit* supportant tout l'effort de la chute. Il éprouva immédiatement une douleur vive et lancinante dans l'organe et des langueurs d'estomac. Il lui fut impossible de se relever pendant quelques minutes : sueurs froides, envies de vomir, intelligence conservée. Il put enfin, s'aidant de ses mains, se relever et se plaindre de la vive douleur siégeant au testicule droit. Dans la nuit, cet organe augmenta de volume. L'engorgement ayant diminué le vendredi matin, Dorgans put vaquer à ses affaires; il resta ainsi deux jours sans réclamer les secours de la chirurgie.

(1) Moniteur des sciences médicales, 1861, p. 420.

Appelé le dimanche soir 14, je constatai l'état suivant :

Testicule droit très volumineux et douloureux à la pression. Quoique le gonflement ait lieu d'une manière générale, on distingue toutefois que la tête et le corps de l'épididyme sont relativement volumineux ; gonflement du canal déférent, scrotum rouge et luisant, fluctuation obscure de la tunique vaginale, testicule lourd ; son volume est deux ou trois fois plus considérable que le testicule gauche.

L'état général est en rapport avec les accidents qui caractérisent l'état local : face rouge, animée, sombres pressentiments, pouls fort, précipité, 130 pulsations, soif vive, langue sèche et recouverte d'un enduit blanchâtre, inappétence. Rien de particulier du côté des autres fonctions.

En présence de symptômes aussi graves, voici le traitement mis en usage : application de 30 sangsues tant sur l'organe malade que sur le trajet du cordon testiculaire, cataplasmes de farine de graine de lin laudanisés, bain tiède prolongé, boissons rafraîchissantes d'orge et de chiendent, diète.

La déplétion sanguine considérable a amené des défaillances, des sueurs générales et un état particulier de pâleur très prononcé. Le pouls est petit, misérable, très précipité, abattement et découragement du malade.

Le lundi soir 15 avril, on ne constate aucune amélioration.

Le mardi 16, frictions avec l'onguent napolitain double belladoné, position élevée donnée au testicule, à l'aide de petits coussins de balle d'avoine placés sous les bourses, bain entier prolongé.

La position si importante dans les affections chirurgicales et surtout dans les maladies testiculaires, et l'usage des frictions mercurielles belladonées, la diète et les bains prolongés n'amenèrent aucune espèce d'amélioration.

L'état aigu persistait avec la même intensité pendant la journée du mercredi, huit jours depuis l'accident et quatre jours depuis le début du traitement.

Dès ce moment jeudi 18, la terre cymolée et les bains entiers avec la position élevée des bourses firent les frais du traitement. Des cataplasmes souvent renouvelés furent faits avec la terre cymolée, c'est-à-dire avec ce mélange de calcaire et d'oxyde de fer qui compose la vase des meules des couteliers, ou celle qui se trouve dans l'auge dans laquelle le forgeron plonge son fer rougi par le feu.

Les premières applications des cataplasmes composés de ce mélange d'oxyde de fer déterminèrent une rémission de tous les symptômes. De 120 le pouls tombe à 80. Diminution notable de la sensibilité testiculaire. Le malade n'accuse qu'une douleur peu vive à une pression exercée sur l'organe. Enfin le volume du testicule a diminué, l'état général est plus satisfaisant. Outre le pouls qui n'indique presque pas de réaction, la langue a perdu son enduit blanchâtre, l'appétit revient, le moral est calme.

Ce traitement est continué pendant quatre jours, après lesquels la guérison s'établit, et le jeudi 25 avril, Dorgans, adoptant l'usage d'un suspensoir, reprenait ses occupations habituelles.

## OBSERVATION IV.

Epididymite traumatique double. — Hydrocèle. — Résolution. (Observation inédite recueillie dans le service de clinique chirurgicale de M. le professeur Gaujot, au Val-de-Grâce.)

Trepin, Baptiste, âgé de 23 ans, soldat, est entré, le 23 octobre 1880, dans le service de M. Gaujot.

Antécédents héréditaires nuls.

Antécédents personnels nuls; pas de maladies vénériennes.

Le 4 mai, comme il était en train de charger des voitures de foin une balle de foin venant à tomber, d'une hauteur de cinq mètres, lui fractura la jambe gauche. . . . . . . . . . . . .
. . . . . . . . . . . . . . . . . . . . . . . . . . . .

Le même accident lui occasionna une grave contusion des bourses. *Une seconde balle*, en effet, *lui tomba sur les reins*, comme il était à cheval sur un rail de fer. Sur le moment, douleur très vive, perte de connaissance pendant deux heures. Gonflement considérable du scrotum, principalement du côté gauche. La peau avait une teinte bleuâtre qui gagna l'hypogastre, la face interne et supérieure des cuisses. Le gonflement augmenta jusqu'à la fin du second jour et donna aux parties la forme d'une poire et le volume des deux poings.

Pendant les quatre premiers jours, application de cataplasmes de farine de lin; ensuite, pendant le même temps, application de la pommade à l'iodure de potassium. Pendant huit jours, emplâtre de Vigo, et, pendant trois semaines, suspension de tout pansement. Du 13 juillet au 12 octobre, on ne s'occupe pas de l'état de ces parties. Leur volume était toujours le même; la couleur était normale, et les douleurs avaient cessé. — Le 13 octobre, on fit la ponction de l'hydrocèle; elle donna issue à un verre de liquide jaune-trouble. La ponction fut faite sur le côté gauche et on injecta de la teinture d'iode. La réaction fut vive et le malade dut rester couché huit jours. Pendant cinq semaines la tumeur diminua lentement.

*Etat actuel* (24 oct.). — Les bourses ont à peu près le double de leur volume normal. Les enveloppes sont saines. La tunique vaginale ne contient pas de liquide. Le testicule droit est empâté, augmenté de volume, mais l'état des parties permet difficilement de distinguer l'épididyme de la glande; ces deux organes sont intimement confondus. La pression à ce niveau est douloureuse. Du côté gauche, l'épididyme, considérablement augmenté de volume, est en forme de bateau et reçoit le testicule dans sa concavité. La glande n'est libre que dans son tiers antérieur; le reste est recouvert par l'épididyme gonflé. Le cordon est sain. Pas de veines dilatées. La pression à ce niveau ne révèle pas d'hyperesthésie; pas de douleurs spontanées. La marche détermine de la pesanteur dans les bourses. Lorsqu'elle se continue au moins une demi-heure, il existe de véritables douleurs qui remontent le long du cordon et vont jusque dans les reins. — Appétit bon; deux portions de viande et quatre de vin.

4 novembre. — A un nouvel examen, on trouve une hydrocèle enkystée du cordon droit. La tumeur est du volume d'un œuf de pigeon, fluctuante et nettement transparente. La résolution continue à se faire dans les deux épididymes.

11 nov. — L'épididyme a encore diminué de volume.

19 nov. — Continuation du mieux. L'hydrocèle enkystée persiste.

22 nov. — Le malade, guéri, quitte l'hôpital.

## OBSERVATION V.

Hydrocèle symptomatique. — Epididymite traumatique droite. (Obs. inédite recueillie dans le service de clinique chirurgicale de M. le professeur Gaujot, au Val-de-Grâce.)

Marais, Maurice, âgé de 24 ans, soldat au 13e régiment d'artillerie, est entré le 19 octobre 1880 dans le service de M. Gaujot.

Constitution bonne.

Antécédents personnels. — A l'âge de quinze ans, en soulevant un fardeau, il ressentit une vive douleur dans l'aine. Ses souvenirs ne lui permettent pas de la caractériser davantage. Il garda le lit pendant dix jours. Il n'y aurait jamais eu de tumeur dans l'aine. Cinq jours après l'accident, le testicule droit aurait augmenté de volume et serait devenu deux fois plus gros que celui du côté opposé. Le médecin fit appliquer de l'onguent mercuriel sur la tumeur, mais sans obtenir de résultat. La tumeur a persisté sans gêner beaucoup le porteur. Un suspensoir maintint les bourses relevées pendant les premiers temps, puis le malade ne s'inquiéta plus de rien. Il n'y aurait jamais eu aucun traumatisme ni aucun accident vénérien.

Marais raconte que le 18 septembre, aux grandes manœuvres, *il tomba sur le cou de son cheval et se froissa le testicule droit*. Il sentit immédiatement une douleur vive tirant vers l'aine. Bientôt après, en examinant ses parties, il remarqua un gonflement très considérable, sans changement dans la coloration de la peau. La douleur ne dura que quelques minutes.

19 septembre. — Entré à l'hôpital de Vincennes le lendemain de l'accident, il n'éprouve plus de douleur dans la région, mais le gonflement est le même que la veille. Le médecin traitant fait placer entre les cuisses du malade un coussinet pour relever le scrotum et prescrit des compresses imbibées d'eau blanche.

21 sept. — On prescrit l'onguent mercuriel, qui est appliqué pendant quatre jours.

23 sept. — Le malade se lève pour la première fois depuis l'accident; il est muni d'un suspensoir et continue à n'éprouver aucune

douleur. Le gonflement diminue un peu, au dire du malade, pendant les dix premiers jours.

27 sept. — L'onguent mercuriel est remplacé par la pommade iodée.

2 octobre. — Celle-ci est remplacée à son tour par la pommade iodurée.

10 oct. — A partir de ce jour, il prend une potion contenant 1 gramme d'iodure de potassium jusqu'à son entrée à l'hôpital du Val-de-Grâce.

19 oct. — Marais est évacué de l'hôpital de Vincennes sur celui du Val-de-Grâce.

L'état général est très satisfaisant. Le malade se lève toute la journée; il porte un suspensoir. — Régime : quatre portions.

A l'examen des parties génitales, on trouve une tumeur allongée en forme de saucisson, sans changement de couleur à la peau, sans dilatations des veines superficielles. — A la palpation, on trouve une tumeur élastique, rénitente, fluctuante; la dureté est très considérable à la partie inférieure et interne de la tumeur; à ce niveau, le doigt presse sur un corps dur et le malade accuse une douleur comparable à celle qui résulte de la compression du testicule. — L'examen à la lumière indique que la vaginale est distendue par un liquide transparent. Le testicule est situé en bas et en arrière.

3 novembre. — La tumeur est restée stationnaire depuis l'entrée du malade dans le service. — On fait la ponction de l'hydrocèle avec un trocart ordinaire qui est enfoncé à la partie inférieure de la tumeur. Il s'écoule environ 60 grammes d'un liquide clair, jaune-citrin. L'examen microscopique y fait découvrir quelques globules blancs. La ponction est suivie de l'injection de teinture d'iode au tiers, mais on ne sait pas trop s'il en a pénétré dans la tunique vaginale.

Après l'issue du liquide épanché, l'examen des parties a permis de constater que la vaginale n'avait subi aucun épaississement appréciable. Quant au testicule, il n'était pas augmenté de volume, mais l'épididyme l'était énormément et uniformément. La tête et le corps de cet organe recouvrent le testicule dans une grande étendue; l'épididyme forme comme un bateau qui loge le testicule dans sa cavité; le cordon est intact.

4 nov. — Le malade se trouve bien. Il a souffert modérément

après l'opération ; il est resté d'ailleurs alité toute la journée. Appétit conservé. L'épanchement s'est reproduit dans la tunique vaginale, mais faiblement.

5 nov. — Le malade garde le lit, mais il ne souffre pas. Aucun changement dans la tumeur depuis hier.

6 nov. — Un peu d'inappétence. Le malade demande à ne prendre que deux portions d'aliments ; quatre portions de vin. — Apyrexie.

8 nov. — La tumeur a un peu diminué.

19 nov. — Le malade s'est levé la veille pour la première fois depuis la ponction. L'épanchement n'a pas reparu dans la vaginale. On sent bien le testicule souple, intact, l'épididyme induré uniformément, volumineux.

20 nov. — La tumeur a considérablement diminué. L'épididyme est ce qu'il était avant l'accident.

27 nov. — Le malade doit partir aujourd'hui en congé de convalescence pour deux mois. Il se dit complètement guéri, dans le même état qu'avant son accident.

## OBSERVATION VI.

Contusion du testicule droit à trois époques différentes. — Orchite chronique traumatique à répétition, du côté droit. — Orchite blennorrhagique gauche accompagnée d'hydrocèle. (Clinique d'Arthur Morton, professeur de chirurgie à l'hôpital Sainte-Marie) (1).

Le sujet atteint de cette affection était âgé de 33 ans. Son frère et une de ses sœurs sont morts phtisiques, une autre sœur se meurt de la même maladie. Les deux testicules sont augmentés de volume : le droit a 10 pouces (2) de tour dans le sens de son plus grand diamètre, 8 p. 1/2 dans le sens du plus petit. Les dimensions correspondantes du testicule gauche sont respectivement 11 pouces 1/2 et 10 pouces.

Le testicule droit est ovale, sa surface lisse, tendue, dure, résistante, sans fluctuation, excepté à l'extrémité supérieure : les veines

(1) The medical Press and Circular, 13 août 1879, p. 130.

(2) Le pouce anglais vaut 0 m. 025.

de la surface sont pleines. Ce testicule a reçu *un coup de pied de poulain,* il y a vingt ans : il devint alors gonflé et douloureux et força le patient à garder le lit pendant près de trois mois. Le gonflement diminua plus tard en grande partie, mais l'organe ne reprit jamais ses dimensions naturelles. Environ dix ans plus tard, ce testicule fut de nouveau atteint d'un *coup de pied de cheval,* le sujet dut garder le lit pendant cinq semaines. Environ deux ans avant son admission à l'hôpital, il reçut, pour la troisième fois, *un coup de pied de cheval,* ce qui le força à s'aliter pour dix semaines, et depuis ce moment le testicule a conservé les dimensions données ci-dessus.

Le testicule *gauche* s'était gonflé environ deux ans auparavant par suite d'une gonorrhée : les veines superficielles injectées, les deux tiers inférieurs de l'organe durs, le tiers supérieur fluctuant; sous cette fluctuation l'organe se sentait dur, irrégulier, noueux. Le liquide de la cavité fluctuante fut retiré : c'était de la sérosité claire et albumineuse. Les deux cordons étaient considérablement épaissis, ainsi que la vésicule séminale gauche. Je dois rapporter ici qu'un des testicules fut plus tard extirpé par moi-même et avant de faire des remarques sur les symptômes et le traitement, nous devons examiner l'organe enlevé.

Voici le testicule qui a été soigneusement injecté par notre anatomo-pathologiste M. Pepper. Environ la moitié de l'organe se compose de tissu renfermant des vaisseaux, et présente en conséquence une coloration rouge ; puis il y a des masses ou taches de tissu jaune sans aucune trace de vaisseaux ; puis voici une large cavité avec une paroi épaisse—un kyste,—dont le contenu était du sérum clair contenant une grande quantité d'albumine : ce kyste occupe à peu près l'endroit où l'épididyme s'unit au corps du testicule.

*Diagnostic.* Au nombre des tumeurs dont le testicule est susceptible d'être affecté, celles-ci ne pouvaient être évidemment rapportées, comme cause originelle, qu'à une inflammation, car l'une des glandes s'était enflammée à la suite d'un coup à trois reprises différentes, et l'autre s'était enflammée consécutivement à une blennorrhagie. L'affection pouvait être considérée comme un simple sarcocèle ou une inflammation chronique de longue durée ; mais nous avons rapporté que plusieurs autres membres de la famille ont été victimes de la phtisie, et quelques chirurgiens préféreraient donner au mal le nom de tuberculose du testicule. L'examen du testicule après l'ablation fait voir de grandes masses de substance jaune auxquelles on peut donner le nom de tubercules, et l'examen microscopique de ces masses décèle une inflammation chronique, un léger stroma fibrineux avec des corpuscules d'exsudation, en apparence une absence de vaisseaux, et certainement aucune de ces cellules géantes que l'on a décrites comme typiques dans le tubercule. Je crois que nous pouvons retirer de cet examen la notion que le terme tubercule n'est pas défini, que les chirurgiens l'entendent d'une façon différente et qu'ils l'emploient pour désigner des conditions pathologiques diverses.

D'après l'histoire des autres membres de la famille, on peut conclure que cet homme était en puissance de diathèse tuberculeuse; mais il est certain que l'affection tuberculeuse des testicules ne se serait jamais déclarée sans ces contusions répétées et graves, et, malgré ces blessures, vingt années se sont écoulées avant que la maladie ait fait des progrès suffisants pour causer au sujet des inconvénients sérieux. Ce n'est pas la maladie spécifique constitutionnelle qui a causé les altérations de ces organes. L'affection était purement locale. La condition pathologique rencontrée ici me confirme dans l'opinion que je me suis formée à l'égard de tous les cas de prétendus tubercules, au sujet des affections des jointures et des altérations du tissu osseux et des glandes comme dans le cas actuel: je crois que toutes sont d'origine traumatique, ou le résultat d'une inflammation locale subaiguë due à une exposition au froid ou à l'humidité ; qu'il n'y a point de tendance spéciale de la part d'un organisme à développer dans une partie quelconque du corps un élément spécial appelé tubercule, mais qu'il existe dans un grand nombre de cas un état de la constitution prédisposant à l'inflammation chronique : état que l'on doit plutôt décrire comme une débilité constitutionnelle, état qui varie d'un moment à l'autre dans le même individu ; état qui peut se produire comme, par exemple, après les fièvres, dans les constitutions jusque-là les plus robustes, qui peut durer quelque temps et peut-être disparaître. Est-il possible de dire quand cet état existe chez un individu ? Je ne crois pas que cela soit toujours possible, car il n'y a pas de limite bien tranchée qui puisse le séparer nettement de l'état de santé parfaite. J'aimerais mieux dire que tous nous sommes exposés sans exception aux inflammations chroniques, quelques-uns plus que les autres, et ainsi de suite par degrés jusqu'aux victimes de la scrofule générale.

D'un autre côté, une inflammation chronique peut-elle se développer localement, indépendamment de tout état constitutionnel? Je suis certain qu'il peut en être ainsi. Si un organe devient le siège d'une inflammation subaiguë consécutive à un traumatisme ou à l'atteinte du froid, etc., et n'a pas le repos nécessaire, si on le surmène constamment, la suppuration ou l'inflammation chronique avec toutes ses transformations s'y installera, et, si l'organe affecté est important, la constitution en sera secondairement affectée.

Un grand nombre d'exemples de ce fait se présentent dans la forme de l'arthrite traumatique, de la périostite, des caries, etc.

D'après toutes ces considérations, j'ai diagnostiqué une inflammation chronique des deux testicules, avec destruction complète du tissu tubulaire, et formation d'un large kyste dans chaque organe.

## OBSERVATION VII.

Epididymite traumatique. — Léger épanchement vaginal. (Observation personnelle.)

Feld., François-Antoine, manœuvre, âgé de 30 ans, se présente le 8 janvier à la consultation de l'hôpital Saint-Louis.

Il y a cinq jours (3 janvier), il fit une *chute sur un chevalet à scier du bois*. Le coup atteignit la région de l'aine droite. La douleur fut très vive, et permit difficilement au patient de regagner son domicile. Le lendemain matin, il s'aperçut que le *testicule droit* était augmenté considérablement de volume.

11 janvier. — Le malade est examiné par M. Le Dentu. A cette date, la pression du doigt sur le gland n'était suivie d'aucun écoulement.

15 janv. — Je vois le malade pour la première fois. Il a l'aspect d'un homme robuste. Antécédents de famille excellents. Antécédents personnels: il n'a jamais eu d'autre maladie qu'une entérite, contractée en Cochinchine, et qui dura environ un mois. Il nie tout antécédent syphilitique ou blennorrhagique.

La tumeur a le volume d'un œuf d'oie.

Le palper révèle une vaginalite et une épididymite avec inversion du testicule.

Une bougie introduite dans le canal de l'urèthre provoque de la douleur quand on arrive entre la 16e et la 18e division. Le talon de l'instrument ramène un peu de mucosité filante que M. Le Dentu estime être du mucus prostatique.

Toucher rectal. — La compression des lobes prostatiques est peu douloureuse. La douleur siège plutôt dans les vésicules séminales et le canal déférent que dans la prostate.

Pour M. Le Dentu, nous sommes en présence ici d'une épididymite traumatique franche, accompagnée d'hypersécrétion prostatique, sans prostatite vraie.

17 janv. — Feld..., entre à l'hôpital Lariboisière, service de M. Duplay. Nouvel examen de l'urèthre. Le talon de la bougie ramène un peu de mucus vésical.

M. Duplay porte le diagnostic d'épididymite traumatique liée à une affection uréthrale.

20 janv. — La région est frictionnée avec l'onguent napolitain.

31 janv. — Le malade accuse pour la première fois de la douleur avant d'uriner.

4 février. — En pressant le canal, on fait sourdre une goutte de muco-pus.

9 fév. — Je vois le malade pour la dernière fois. Son testicule a encore sensiblement le même volume. Le malade se lève tous les jours depuis le commencement du mois, et s'apprête à quitter l'hôpital.

## OBSERVATION VIII.

Epididymite chronique d'emblée avec hydrocèle légère. (Obs. personnelle).

Jon, sapeur-pompier, âgé de vingt-deux ans.

Antécédents héréditaires. — Le père a succombé à une cause accidentelle. La mère, âgée de cinquante-six ans, a eu dix enfants, tous vivants.

Antécédents personnels. — Cet homme a le visage pâle. Il n'a jamais été malade; cependant il a eu, il y a deux ans, un ganglion suppuré de l'aine droite. Il exerçait la profession de doreur avant d'entrer dans le corps des pompiers.

15 juin 1880. — En courant, au pas gymnastique, sur la *poutre* située à 2 mètres environ au-dessus du sol, *il tomba à califourchon*. La douleur très vive qui s'ensuivit l'obligea à se reposer sur un lit pendant deux heures.

Les jours suivants, il prit la garde sans rien ressentir, mais le soir du 17 il se sentit fatigué en faisant la ronde, et il remarqua que les parties avaient atteint *à droite* la grosseur d'un œuf d'oie. Les douleurs apparurent alors très vives et l'empêchèrent de dormir durant toute la nuit.

18 juin. — Il se présente à la visite du médecin de la caserne qui le fait entrer à l'hôpital Saint-Martin, service de M. Servier. A ce moment, les parties avaient encore augmenté, et les douleurs persistaient. Le traitement consista dans l'administration de deux pilules de ciguë et de calomel, pendant toute la durée du séjour, et l'application d'un suspensoir. Des badigeonnages avec la teinture d'iode provoquèrent l'issue d'une certaine quantité de sérosité. Ils furent remplacés au bout de quatre jours par des applications de cérat. Le malade se lève, pour la première fois, le 26 juin, et quitte l'hôpital le 28 juillet.

Du 30 juillet au 10 septembre, nouveau séjour à l'hôpital. On administre de nouveau deux pilules de ciguë et de calomel par jour, et on applique sur les parties la pommade mercurielle.

Du 10 septembre au 10 décembre, congé de convalescence.

Le 14 décembre, il rentre à l'hôpital, où on le soumet au traitement antisyphilitique, pendant vingt-cinq jours, sans obtenir aucun résultat. Il prend, en outre, les pilules de ciguë et de calomel, et on lui applique un vésicatoire.

Le 10 janvier 1881, il passe de la division des vénériens dans le service de M. Poncet, qu'il quitte trois jours après, son état restant stationnaire.

*Etat actuel.*— Le 16 février, M. Terrillon constate les lésions suivantes: La coloration du scrotum est normale. Il existe à droite un peu d'empâtement du tissu cellulaire sous-cutané. Le canal déférent droit est douloureux à la pression, dur, double de volume du canal déférent gauche. — L'épididyme est douloureux, non bosselé et paraît faire corps avec le testicule qui est absolument normal. — La tunique vaginale contient environ 30 grammes de liquide ; la présence de ce liquide est facile à constater par le palper. Son existence est mise en évidence par la translucidité de la tumeur.

## OBSERVATION IX.

Froissement des testicules. — Tuméfaction du testicule droit. — Orchite chronique traumatique. — Hydrocèle double. (Obs. personnelle.)

En 1872, M. X***, âgé de 14 ans, était assis sur un banc, dans la cour du lycée d'Alger, lorsqu'un de ses condisciples, en plaisantant, lui *serra fortement les testicules*. La douleur fut atroce et persista pendant plusieurs jours ; sur le moment elle fut assez vive pour déterminer une syncope. Le gonflement apparut peu à peu le lendemain ; il se limita d'ailleurs, comme la douleur concomitante, au *testicule droit*.

Le jeune homme entre à l'infirmerie du lycée, où des compresses résolutives et le repos au lit amenèrent une diminution et dans le gonflement et dans la douleur.

Sorti de l'infirmerie au bout de dix jours environ, il reprend ses études, et fait même de la gymnastique : mais la douleur renaissait à la fin des longues promenades et l'empêchait absolument de monter à cheval.

A partir de ce moment, le testicule droit augmente lentement de volume : il se produit en même temps un peu d'épanchement dans la tunique vaginale. Ces phénomènes allèrent ainsi progressivement jusqu'en 1878, époque de l'entrée à la maison Dubois.

En 1876, le jeune homme commençait ses études médicales à Tours. Ayant exposé un jour son cas à son chef de service, une ponction fut pratiquée, séance tenante, avec la seringue de Pravaz. On retira la valeur d'une seringue d'un liquide citrin clair, et l'on injecta la même quantité d'eau alcoolisée. Le jeune homme vaqua le jour même à ses occupations, mais la ponction n'amena aucun résultat durable.

A la maison Dubois (1878), M. E. Cruveilhier diagnostique une *orchite chronique avec hydrocèle.* Ponction. Injection de teinture d'iode. Le malade sort huit jours après, et, au bout d'un mois, la douleur et l'hydrocèle ont disparu. Toutefois le testicule droit reste le plus volumineux des deux.

Ici doit prendre place la remarque suivante du malade. Pendant que son hydrocèle se développait peu à peu à droite, il ressentit dans le testicule gauche certaines douleurs vagues, un sentiment de pesanteur et de lassitude, jusqu'en 1879. A cette époque un coup très léger reçu sur les parties gauches lui parut être la cause déterminante de l'hydrocèle gauche. Il garde pendant cinq ou six mois cette hydrocèle gauche sans en être incommodé, puisqu'il lui était même possible de monter à cheval. — Il rentre cependant une seconde fois à la maison Dubois dans le service de M. Cruveilhier, qui lui fait une nouvelle ponction. Même opération, même guérison.

*Etat actuel.* — Le malade remarque que son testicule gauche reste volumineux et atteint le volume du testicule droit.

## OBSERVATION X.

Froissement du testicule droit entre les jambes. — Orchi-épididymite traumatique. — Terminaison probable par résolution. — (Note communiquée par M. Capitan, interne.)

Garçon de 22 ans, imprimeur, semblant fort et vigoureux.

Il y a quatre jours, il *croise les jambes* un peu brusquement, étant assis. Il éprouve sur-le-champ une douleur modérée dans le *testicule droit.* Il continue son travail jusqu'au soir, sans souffrir. Mais dans la soirée son scrotum enfle et commence à devenir un peu douloureux et rouge. Il est forcé de garder le lit, bien que la douleur ne soit pas très vive.

Aujourd'hui on trouve le testicule gauche un peu plus volumineux que normalement, mais indolore; une orchite à droite, avec épididyme peu tuméfié. Cette orchite semble en voie de résolution. Le cordon est normal; l'urèthre absolument sain.

— La respiration s'accomplit bien dans les deux poumons.

# CLASSE II.

## OBSERVATIONS D'ORCHITES ET D'ÉPIDIDYMITES TRAUMATIQUES TERMINÉES PAR ATROPHIE.

---

### OBSERVATION XI.

Névralgie du testicule consécutive à une orchite traumatique. — Castration. — Epaississement et adhérences de la tunique vaginale. — Sclérose de l'épididyme. — (Obs. de Harvey Ludlow) (1).

M. Harvey Ludlow rapporte, dans son *Essai sur les maladies du testicule,* l'observation d'un homme de vingt ans, entré à l'hôpital Saint-Barthélemy, et qui souffrait depuis six ans d'une névralgie du testicule gauche, consécutive à une orchite traumatique. Après avoir infructueusement essayé divers remèdes, M. Stanley, avec le concours de ses collègues, pratiqua la castration. On trouva que les surfaces opposées de la tunique vaginale étaient partiellement adhérentes, et que cette membrane était épaissie; l'épididyme était transformé en une substance blanche et fibreuse. Trois mois après l'opération, il n'y avait pas eu de retour de la douleur.

### OBSERVATION XII.

Contusion de la région scrotale. — Inflammation d'un testicule et de son épididyme, suivie de l'atrophie de ces organes. — (Obs. de A. Cooper) (2).

M. S., à l'âge de 19 *ans, se froissa les testicules sur le pommeau de la selle.* Le soir du même jour, onze heures après l'accident, il fut pris de douleurs déchirantes dans un testicule, qui, dans l'espace d'une semaine, se tuméfia au point d'atteindre un volume considé-

(1) Curling, trad. Gosselin, p. 455.
(2) Astley Cooper, trad. Chassaignac et Richelot, obs. 377e, p. 432.

rable. Alors l'inflammation et le gonflement commencèrent à céder; mais la diminution de l'organe ne s'arrêta pas à son volume naturel; l'absorption persista jusqu'à la disparition complète de la glande. Le cordon spermatique était beaucoup plus petit du côté malade que de l'autre; le canal déférent pouvait être reconnu, mais il était beaucoup plus grêle qu'à l'état normal; on percevait une petite portion de l'épididyme; mais le testicule n'était pas plus gros qu'un pois gonflé par l'humidité; il avait conservé de la sensibilité, mais à un bien moindre degré que du côté sain. La constitution de ce malade était scrofuleuse, car il avait des engorgements indolents des glandes du cou. Ses facultés viriles, d'après son assertion, n'avaient point été diminuées par l'atrophie de son testicule.

## OBSERVATION XIII.

Froissement des deux testicules. — Tuméfaction énorme des parties. —Atrophie survenue un mois après l'accident.—(Obs. de Dumont).(1)

Un marin, en état d'ivresse, *s'étant froissé les deux testicules* sur le bord d'une chaloupe, sur laquelle il s'était élancé d'un lieu élevé, fut emporté à l'hôpital, privé de l'usage de ses sens (1827). Peu après son entrée, ses parties se tuméfièrent au point d'égaler la tête d'un enfant de six mois. L'inflammation fut combattue par des antiphlogistiques énergiques. Trois semaines après l'accident, les testicules étaient revenus à leur volume primitif, mais ils paraissaient céder à la pression, sans que le malade accusât de la douleur. Huit jours plus tard, on s'aperçut que la diminution de volume continuait encore; de telle sorte qu'après trois semaines, l'un des testicules était réduit au volume d'une noisette, et l'autre à celui d'un haricot. Le malade se sentait assez bien du reste, il n'éprouvait aucune douleur et sortit deux mois après son entrée à l'hôpital. L'ayant rencontré environ un mois après, lorsque nous nous disposions à partir pour Paris, il nous dit qu'il avait eu occasion de voir des femmes, mais qu'il n'éprouvait plus les mêmes jouissances que par le passé; que ce qu'il rendait par l'urèthre dans l'éjaculation était un liquide poisseux,

(1) Dumont, th. 1830, p. 51.

filant, semblable, par sa consistance, à une forte dissolution de gomme arabique, un peu teinte en jaune verdâtre. Nous jugeâmes, d'après son récit, que la liqueur séminale était viciée chez cet individu, ou qu'il ne rendait que l'humeur sécrétée par la glande prostate; dans l'une et dans l'autre hypothèse, nous fûmes portés à penser que la faculté reproductrice avait à jamais disparu pour lui.

## OBSERVATION XIV.

Atrophie du testicule gauche consécutive à une orchite traumatique accompagnée d'hydrocèle. — (Obs. de Casper) (1).

L'ouvrier B..., *âgé de 31 ans,* fort et bien portant, marié et père de cinq enfants, reçut, le 3 février, *un coup de pied avec un sabot dans la région inguinale gauche.* Il était resté quatre semaines à la Charité, et le journal de l'hôpital constatait qu'il avait souffert pendant plusieurs semaines d'une tuméfaction douloureuse du testicule et du canal déférent du côté gauche, et d'une hydrocèle. Quatre semaines après, il était complètement guéri.

Six mois plus tard, en pressant fortement sur le testicule gauche, on provoquait encore de la douleur. Le testicule était atrophié, le canal déférent n'était plus gonflé. Il n'y avait ni hydrocèle, ni hernie.

## OBSERVATION XV.

Contusion du testicule gauche. — Atrophie du testicule et de l'épididyme consécutive à une vive inflammation. — (Obs. de Cruveilhier.) (2)

J'ai été consulté, en juin 1848, par un jeune homme de vingt-huit ans qui, dix ans auparavant, *à la suite d'une partie de barres,* avait éprouvé tout à coup une violente douleur au *testicule gauche,* et à la suite une vive inflammation qui avait exigé six semaines de repos au lit et des moyens antiphlogistiques.

Le testicule gauche est tout à fait atrophié. Son volume n'est certainement pas plus considérable que celui d'une fève de marais.

(1) Casper, Médecine légale, trad. Germer-Baillière, t. I, p. 218.
(2) Cruveilhier, Anatomie pathologique générale, t. III, p. 252.

On distingue parfaitement l'épididyme également atrophié auquel adhère cette petite masse. Et cette atrophie était d'autant plus remarquable que le testicule droit était très volumineux; je ne crois pas exagérer en disant qu'il avait de dix à douze fois le volume du testicule atrophié.

## OBSERVATION XVI.

Atrophie du testicule survenue à la suite d'un traumatisme : rapidité de l'atrophie. — Epididyme de volume normal. — Le malade meurt de phtisie. — Examen du testicule. — (Observation de Reclus.) (1)

Leguillois, Alphonse, *âgé de 42 ans,* tourneur, entré dans le service de M. Desnos, pour une bronchite suspecte. Au bout de peu de temps, le doute n'est plus permis, et des signes évidents de tuberculose surviennent dans le poumon.

*A l'âge de 14 ans, en sautant sur un cheval,* notre malade se fit une violente contusion; *il froissa son testicule droit.* On constate très rapidement l'existence d'une tuméfaction énorme; on applique des sangsues, puis des cataplasmes. Bientôt le gonflement et la douleur disparurent, mais la glande, au lieu de revenir simplement à son volume primitif, se met à diminuer et atteint rapidement le degré d'atrophie que nous pouvons constater à cette heure.

Le testicule gauche est sain : il est environ quatre fois plus volumineux que le droit. Ce dernier est gros comme une petite noisette; il est mou; sa forme est singulièrement arrondie; l'épididyme qui semble normal l'entoure dans les deux tiers environ de sa circonférence, en arrière.

La tuberculose était à marche rapide, elle n'a pas tardé à enlever le malade; l'autopsie a été faite par nous : en voici le résultat, du moins en ce qui concerne les testicules.

Le gauche est de volume normal et nous n'y découvrons aucune lésion. Le droit est petit, comme nous l'avions constaté pendant la vie; les deux feuillets de la séreuse vaginale glissent facilement l'un sur l'autre; l'épididyme a le volume de l'épididyme du côté opposé. Il est perméable dans presque toute son étendue et une injection mercurielle, faite à une pression de 30 centimètres, pénètre

(1) Reclus, th. 1876. Obs. III, p. 182.

jusqu'au niveau de la tête. Il faudrait croire que *l'épididyme n'a pas participé à l'inflammation.*

Sur une section antéro-postérieure, on peut voir que le tissu du testicule n'a pas l'aspect normal: on n'aperçoit plus de lobules séparés par de minces travées fibreuses que parcourent les vaisseaux. La substance est anémiée, à surface uniforme; les tubes séminifères ne se dessinent plus que vaguement et les vaisseaux sont bien moins nombreux.

Lorsqu'on pince le tissu en exerçant des tractions, on peut encore le déchirer et étirer quelques tubes, mais difficilement, et les tubes grêles et confondus avec le tissu conjonctif se rompent assez vite; cependant ils se déroulent encore. Enfin, en certains points existent de petites taches laiteuses et diffuses.

L'examen microscopique n'a pas été pratiqué.

## OBSERVATION XVII.

Atrophie des deux testicules à la suite d'un traumatisme. — Les deux épididymes ont conservé leur volume normal. (Obs. de Reclus.) (1)

Quantin, Nicolas, âgé de 43 ans, entré dans le service de M. Labbé, pour un hygroma aigu de la bourse prérotulienne gauche.

*A 14 ans*, dans une fête locale, il fut attaché sur un âne et dut faire, malgré lui, une assez longue course. *Les bourses furent violemment contusionnées*, et lorsqu'on le détacha, la douleur était telle qu'il fallut le transporter chez lui. Il survint un gonflement énorme des parties, accompagné de souffrances extrêmement vives, et le malade dut rester plus de trois mois au lit. Peu à peu cependant la douleur devint moins vive, la tuméfaction moins considérable; les testicules revinrent à leur volume normal; mais, au lieu de s'arrêter à ce point, l'atrophie commença, et, vers le quatrième mois, les deux glandes spermatiques étaient, nous dit le malade, telles que nous les trouvons maintenant.

Le testicule droit, le plus volumineux, n'est guère plus gros qu'une petite bille, et ne paraît mesurer que dix à douze millimètres dans son plus grand diamètre. Il est d'ailleurs assez régulièrement arron-

(1) Reclus, th. 1876. Obs. IV, p. 183.

di, uni, sans bosselures, et plutôt mou que résistant; il est coiffé par l'épididyme, dont le volume l'emporte certainement sur celui du testicule proprement dit. Le tissu en est souple; au demeurant il paraît normal.

Le testicule gauche est plus petit encore, tellement même qu'il est assez difficile de le trouver au milieu de l'épididyme, et des veines du cordon, et sous les téguments qui sont aussi développés qu'à l'état normal. La verge, du reste, est volumineuse. Au dire du malade, les érections sont fréquentes et suivies d'éjaculation. Il est marié et aurait eu quatorze enfants de sa femme.

## OBSERVATION XVIII.

Contusion du testicule gauche. — Atrophie de la glande. — Intégrité de l'épididyme. — Forme névralgique. (Obs. inédite recueillie dans le service de clinique chirurgicale de M. le professeur Gaujot, au Val-de-Grâce.)

Fauveau, Jean, âgé de 23 ans, soldat au 77e de ligne, est entré le 16 avril 1880 dans le service de M. Gaujot.

Constitution bonne.

Antécédents héréditaires. — Le père de ce malade, âgé de 59 ans, d'après les renseignements qui nous sont donnés, semble être atteint d'une affection médullaire avec paraplégie. La mère jouit, au contraire, d'une excellente santé. Les frères et sœurs, au nombre de 8, sont bien portants.

Antécédents personnels. —Lui-même jouit habituellement d'une bonne santé; il ne se rappelle pas avoir fait aucune maladie. On ne retrouve chez lui aucune trace d'antécédents strumeux. Il nie toute affection vénérienne antérieure; il n'a jamais eu d'oreillons.

Au mois d'août 1879, il eut un congé d'un mois pour aller aider ses parents dans les travaux de la campagne. Vers la seconde moitié de son congé, en montant à cru un jeune cheval non encore dressé, il eut, dans un brusque mouvement, le *testicule gauche pris entre la cuisse* et *le cheval*. La douleur le fit tomber de cheval, mais il put bientôt se relever et retourner à la maison. La douleur, qui avait d'abord été supportable, augmenta beaucoup d'intensité dans la soirée et les jours suivants. Cependant, ne voulant pas faire connaître ce qui lui était arrivé, il continua à travailler autant qu'il le pouvait, non sans se forcer beaucoup. Dès qu'il avait marché un peu, la douleur devenait très vive, le forçait à traîner la jambe ou même à s'asseoir. Il est très affirmatif sur ce point *qu'à aucun moment la glande ne fut plus volumineuse qu'à l'état normal.* Au bout d'une dizaine de jours, la douleur, bien que toujours présente, avait perdu beaucoup de son acuité antérieure, et le malade put reprendre son service au régiment.

Le même état persista. Au bout de trois mois, cet homme s'aperçut que son testicule gauche avait notablement diminué de volume, et dès lors cette diminution s'effectua progressivement et d'une façon continue et régulière. Les marches et les exercices le faisaient toujours souffrir beaucoup; mais, sans doute pour ne pas avouer la nature de sa maladie, il ne se fit jamais porter malade. Cependant, à la suite d'une marche longue pour aller à la cible, au commencement de mars, il se promit bien qu'au premier tir il se ferait porter malade. En effet, il entra le 4 avril à l'infirmerie, d'où il fut envoyé à l'hôpital le 16 du même mois.

*Etat actuel.* — Homme de petite taille, assez faiblement musclé, visage coloré, aspect extérieur n'ayant rien de maladif.

En l'examinant, on est immédiatement frappé par l'état d'atrophie dans lequel se trouve son testicule gauche. Celui-ci, en effet, ne dépasse pas le volume d'une grosse noisette ronde. Au toucher, il est de consistance molle et il semble qu'il n'y ait plus qu'une sorte de coque à moitié vide à la place du tissu glandulaire. *L'épididyme est intact* et a conservé ses rapports et son volume normal. Ce qui reste du testicule est d'ailleurs libre de toute adhérence avec les parties voisines, et il n'y a rien de spécial à noter dans l'aspect extérieur du scrotum au point de vue de la structure de la peau, des poils, etc.

La palpation du testicule est d'ailleurs fort douloureuse, il en est de même d'une pression quelconque. Aussi le malade se couche-t-il toujours sur le côté droit pour éviter le frottement du testicule sur le drap et la pression exercée par le testicule opposé. — La palpation de l'épididyme et du cordon spermatique réveille aussi d'assez vives douleurs. — La station debout un peu prolongée, la marche provoquent les mêmes douleurs, de sorte que le malade reste le plus possible assis ou couché, pour ne pas augmenter ses souffrances.

Outre ces douleurs provoquées, le malade éprouve également des accès douloureux qui n'ont rien de régulier dans leur apparition, mais qui se montrent surtout le soir lorsqu'il est couché. Il subit alors des crises très pénibles de douleurs lancinantes partant de la partie inférieure du scrotum, remontant le long du cordon et s'irradiant dans l'abdomen, dans la fosse iliaque et jusqu'à la ligne médiane dans le bas ventre. Il est rare que les douleurs s'étendent jusqu'aux reins, et l'irradiation dans la cuisse est exceptionnelle. Ces accès, d'ailleurs, durent rarement longtemps ; ils ne l'empêchent pas de reposer ; en un mot, le sommeil est bon.

Enfin, même au repos, il éprouve dans le testicule atrophié une souffrance continue et sourde, bien que légère, mais persistante.

Depuis son accident, ce malade n'a pas eu de rapports sexuels, dans la crainte d'augmenter son mal, et ne peut nous fournir de renseignements sur les modifications possibles de sa puissance génitale.

La miction se fait normalement et sans douleur. Jamais, d'ailleurs, il n'y a eu d'écoulement anormal par l'urèthre.

Les fonctions digestives ne présentent rien de particulier. La défécation s'accomplit sans douleur.

Depuis quelques jours, le malade tousse un peu; mais on ne trouve à l'auscultation que quelques râles sibilants et ronflants, disséminés dans les deux poumons, râles de peu d'importance.

24 avril. — Le malade se plaint d'irradiations douloureuses dans la cuisse et jusqu'au niveau des reins. —Application d'un vésicatoire morphiné au pli de l'aine.

26 avril. — Les douleurs irradiées dans la cuisse et dans les reins persistent encore, mais ont été très atténuées par le vésicatoire. — Le malade ne tousse plus.

7 mai. — Le malade se trouve mieux depuis qu'il est au repos. Il a bon appétit et demande aujourd'hui quatre portions.

27 mai. — L'état du malade est absolument le même que le premier jour. Il n'y a pas de différence appréciable dans le volume du testicule. Les symptômes douloureux sont beaucoup moins marqués, le malade restant longtemps couché et ne se fatiguant pas dans la journée. Cependant il a encore des irradiations douloureuses le

soir quand il est un peu fatigué. — Toutes les fonctions s'accomplissent très régulièrement.

## OBSERVATION XIX.

Contusion du testicule gauche. — Epanchement dans la vaginale. — Epididyme indemne. — Atrophie de la portion centrale du testicule. — Durée du processus : trois mois. (Communication orale de M. Gaujot.)

H..., *âgé de* 35 *ans*, officier de cavalerie, bien constitué, marié e père de plusieurs enfants. Pas d'autres antécédents qu'une blennorrhagie remontant à une époque éloignée.

Un jour du mois de juin 1865, en montant un cheval sauteur, *il se heurta le testicule gauche contre le pommeau de la selle.*

Il vit se produire immédiatement du gonflement dans le scrotum sans ecchymose, avec un peu d'épanchement dans la vaginale. Les jours suivants, l'épanchement augmenta. Le testicule était douloureux ; l'épididyme était indemne.

Ces symptômes persistèrent pendant trois semaines, en allant s'amoindrissant. Après ce laps de temps, l'épanchement se résorba sans l'intervention d'aucun traitement.

L'épanchement une fois disparu, on remarqua que le testicule, jusque-là gonflé et douloureux, devenait plus petit, atrophié et induré. L'atrophie et l'induration se prononcèrent de plus en plus à la longue.

Trois mois après l'accident, on constata sur la partie moyenne du testicule, vers le bord convexe, du côté opposé au corps d'Higmore, un noyau d'induration. Ce noyau amena le testicule à s'excaver et à devenir concave, de convexe qu'il est normalement. Ce noyau était à peu près indolent, extrêmement dur, donnant la sensation fibro-cartilagineuse, tandis que les deux extrémités du testicule conservaient leur consistance normale. Il y eut donc atrophie partielle, localisée, de la portion centrale du testicule qui fut réduit à la moitié environ de son volume ordinaire. Le noyau d'induration persista ; il a été constaté pendant des années. Le testicule avait à peu près la forme d'un rein ou d'un cotylédon.

## OBSERVATION XX.

Contusion du scrotum. — Tuméfaction énorme des parties. — Hydro-hématocèle de la vaginale. — Atrophie du testicule et de l'épididyme. (Communication orale de M. le professeur Verneuil.)

Il y a environ six ans, un étudiant en médecine, dont un seul testicule était descendu dans les bourses, reçut, dans une rixe, *un coup de pied* sur la région scrotale. Il se présenta, le lendemain de l'accident, au professeur Verneuil qui constata un gonflement énorme avec épanchement de sang et de sérosité. Il était impossible de reconnaître si le testicule lui-même participait à cette augmentation de volume. Au bout d'un temps assez long, les phénomènes inflammatoires disparurent, mais peu à peu l'épididyme et le testicule diminuèrent de volume. La dernière fois que M. Verneuil vit le sujet, l'organe séminal était comparable, comme volume, à celui d'un enfant. L'atrophie avait frappé, dans des proportions égales, le testicule et l'épididyme. Le sperme ne contenait plus de spermatozoïdes.

## OBSERVATION XXI.

Contusion du scrotum. — Léger épanchement vaginal. — Tuméfaction du testicule. — Destruction complète de la glande séminale et du cordon. (Obs. de M. Th. Anger.) (1)

En 1878, j'ai observé un jour un jeune homme de 16 à 17 ans qui, dans une *chute*, s'était fait une *petite contusion*, sans ecchymose, *au scrotum*. Le testicule grossit, et il se forma dans la vaginale un faible épanchement auquel je donnai issue pour calmer les douleurs. Au bout de trois semaines, le blessé était guéri. Ce qui me frappa alors, ce fut l'atrophie extraordinairement rapide qu'avait subie le testicule, mais on le trouvait encore dans les bourses, tandis que, quelque temps après, le testicule, l'épididyme et le cor-

(1) Bulletin de la Société de chirurgie, t. VII, p. 267, et Gazette des hôpitaux, 1881, p. 262.

don, jusqu'à l'anneau inguinal externe, avaient entièrement disparu.

Chez ce malade, c'était le testicule lui-même et non l'épididyme qui était atteint.

### OBSERVATION XXII.

Contusion du testicule gauche. — Pas d'épanchement dans la vaginale. — Tuméfaction du testicule et surtout de l'épididyme. — Atrophie consécutive. (Communication de M. Poncet (de Cluny) à la Société de chirurgie.) (1)

G., infirmier, n'ayant jamais eu d'uréthrite, ne présentant pas la plus petite goutte dans le canal le matin au réveil, *se heurte le testicule gauche contre un poteau en fer*. La douleur fut très vive au moment de l'accident (10 février 1881), et, dès le lendemain, l'épididyme présentait un fort gonflement. G... n'entra à l'hôpital que deux jours après pour une angine, ne parla point de son orchite et sortit le 19, reprenant son service assez pénible. Alors le gonflement, qui avait diminué pendant le séjour à l'hôpital, reparaît, et G. rentre dans mon service le 15 mars.

Le scrotum n'est ni tendu, ni gonflé, ni luisant. Pas d'épanchement dans les tuniques. Mais l'épididyme forme une coiffe épaisse, indurée, volumineuse, au testicule, dans tout le bord postérieur. Le canal déférent est un peu plus gros et le testicule lui-même légèrement plus volumineux et surtout plus sensible que son congénère sain.

10 mars. — Repos, purgatif, cataplasmes.

18 mars. — L'induration de l'épididyme persiste; cependant il y a diminution du gonflement.

19 mars. — Le testicule est moins tendu, quoique toujours douloureux. Cet homme ne présente rien d'anormal du côté de la prostate.

23 mars. — L'induration de l'épididyme persiste, quoique beaucoup moins volumineuse. Le testicule est notablement plus mou que celui du côté droit et a déjà diminué de volume d'une façon très sensible, appréciable pour le malade lui-même, qui fait re-

(1) Bulletin de la Société de chirurgie, t. VII, p. 279.

monter le début de l'atrophie à deux ou trois jours, c'est-à-dire au *quarantième jour de l'accident.*

## OBSERVATION XXIII.

Contusion du testicule gauche. — Pas d'épanchement dans la vaginale. — Inflammation du testicule et de l'épididyme suivie d'atrophie. (Communication de M. Poncet (de Cluny) à la Société de chirurgie.) (1)

Guigue, *jeune pompier*, entré le 21 février 1881 à l'hôpital militaire Saint-Martin, pour une orchite traumatique. Cet homme, qui n'avait jamais eu d'uréthrite et n'offrait actuellement aucune trace d'écoulement, *s'était heurté violemment le testicule gauche contre le cheval de bois.* Le scrotum n'était point rouge ni tendu; il n'y avait point d'épanchement de sang ou de sérosité dans la tunique vaginale. Mais l'épididyme présentait sur tout son parcours une induration assez volumineuse, résistante et uniforme. Le testicule lui-même était un peu plus gros que du côté opposé, plus douloureux aussi à la pression.

Cependant tous ces phénomènes sont beaucoup moins accentués que dans la plus bénigne orchite blennorrhagique. Un purgatif, le repos et des cataplasmes permettent à cet homme de sortir de l'hôpital dès le 3 mars, et de reprendre son service.

Il est examiné le 20 mars et, à ce jour, on constate qu'il n'existe plus d'induration à l'épididyme du côté gauche; mais le testicule, de ce côté, est *mou*, bien qu'à la pression il donne encore la sensation spéciale à la glande; en outre, il est *d'un quart plus petit* que celui du côté opposé.

Ainsi, chez Guigue, l'atrophie est déjà marquée *un mois après l'accident.*

## OBSERVATION XXIV.

Contusion du testicule gauche. — Orchite traumatique. — Atrophie du testicule. — Indemnité de l'épididyme. (Obs. personnelle.)

Cottray, Théodore, passementier, âgé de 24 ans, entré le 12 avril 1881 dans le service de M. Le Dentu.

(1) Bulletin de la Société de chirurgie, t. VII, p. 278.

Il y a cinq jours, le 7 avril, étant assis sur un banc, il s'inclina en avant pour prendre un objet. Dans ce mouvement un peu brusque, le testicule *gauche fut pincé entre la cuisse et le banc*. Le malade ressentit aussitôt une vive douleur dans le testicule froissé et des tiraillements dans l'aine correspondante. Cette douleur dura dix minutes environ, et le malade put continuer son travail pendant le reste de la journée. — La nuit fut assez calme, mais le matin (8 avril), en se levant, il éprouva de nouveau de la douleur, de la pesanteur dans le testicule gauche, et des tiraillements dans l'aine. Il s'aperçut alors qu'il avait les parties gauches enflées. Il alla néanmoins à l'atelier comme de coutume, parce que, disait-il, il travaillait assis, et qu'il ne souffrait pas dans cette position. Mais, dès qu'il voulait se tenir debout, la douleur testiculaire et les tiraillements inguinaux apparaissaient aussitôt. C'est ainsi qu'il eut de la peine à rentrer le soir chez lui. Les parties continuèrent à gonfler pendant tout le second jour après l'accident. — Le troisième jour (9 avril), gonflement stationnaire, mêmes symptômes que les jours précédents, pas de fièvre, appétit conservé, en un mot, pas de symptômes généraux. Le malade consulte un médecin qui lui conseille de porter un suspensoir, et lui prescrit une pommade et le repos au lit. — Le quatrième jour (10 avril), il essaya vainement de reprendre son travail et fut obligé de s'aliter. Continuation des mêmes symptômes. — Enfin, le cinquième jour, le malade entre à l'hôpital.

A son entrée, 12 avril, le testicule gauche présente le volume d'un gros œuf de poule; son congénère, au contraire, est de dimension moyenne. La tuméfaction semble appartenir au testicule lui-même. *L'épididyme paraît sain,* on le perçoit avec peine sous la forme d'un petit cordon. L'induration du testicule est peu considérable; l'albuginée n'est pas tendue, malgré un certain degré d'inflammation du côté du parenchyme testiculaire. La tunique vaginale semble n'être pas intéressée. En effet, la fluctuation est très obscure; on perçoit plutôt une espèce d'empâtement. La douleur est presque nulle dans la position horizontale ou assise. La pression n'est pas très douloureuse.

Le malade affirme n'avoir jamais eu de blennorrhagie. L'examen du canal de l'urèthre confirme le fait. — Au toucher rectal, prostate normale; pas de douleur ni de sensibilité au doigt; pas de bosselures ni de nodosités; volume de l'organe normal. Rien du côté des vésicules séminales et du canal déférent. — Le cordon du côté gauche paraît un peu plus volumineux que son congénère.

Poumons absolument sains.

Le malade a toujours joui d'une excellente santé.

Le père et la mère sont également bien portants.

M. Le Dentu diagnostique *une orchite traumatique,* en faisant toutefois quelques réserves.

Traitement : Repos au lit. Cataplasmes laudanisés.

15 avril.— Le gonflement du testicule paraît avoir diminué un peu. A la palpation, on constate que l'épididyme est un peu plus volumineux et plus ferme que celui du côté sain. L'empâtement au niveau du testicule est plus marqué. La pression sur le testicule malade est douloureuse.

16 avril. —Le testicule continue à revenir sur lui-même. On sent toujours l'épididyme un peu plus volumineux et plus ferme que celui du côté sain, ainsi que l'empâtement au niveau du testicule.

19 avril.—La résolution continue toujours. Le testicule est beaucoup diminué de volume; il est encore un peu plus volumineux que celui du côté sain. Pas de fluctuation. L'épididyme est un peu plus volumineux que celui du côté opposé. En outre, il présente une certaine sensibilité au niveau de la tête. — Le malade s'est levé sans ressentir, comme auparavant, de la douleur et de la pesanteur au niveau du testicule, et des tiraillements du côté de l'aine.

M. Le Dentu, s'appuyant sur ce fait qu'on n'a jamais senti de fluctuation au niveau du testicule tuméfié et qu'actuellement on ne constate pas l'induration caractéristique de l'épididymite pure, confirme son diagnostic : Orchite traumatique.

25 avril. — La résolution est complète. Point d'induration au niveau de l'épididyme qui semble absolument normal. — M. Le Dentu est frappé de la mollesse du testicule et de la diminution notable de son volume. En effet, le testicule contus, au lieu de s'arrêter à son volume normal, a continué à s'atrophier. L'albuginée est ridée au toucher; le corps de la glande mollasse. — D'après M. Le Dentu, cette atrophie survenue depuis peu confirme pleinement le diagnostic.

9 mai. — Le volume du testicule contus est diminué de moitié; le malade quitte l'hôpital.

---

# CLASSE III.

## OBSERVATIONS D'ORCHITES ET D'ÉPIDIDYMITES TRAUMATIQUES TERMINÉES PAR SUPPURATION.

---

### OBSERVATION XXV.

Contusion du testicule droit. — Orchite suppurée. — Destruction du testicule. — Epididyme indemne. — (Obs. de Dumoulin.) (1)

Le nommé W., terrassier, âgé de 30 ans, couché au n° 34, salle 11, est entré à l'hôpital le 11 avril. Cet homme est très robuste; jamais il n'a eu d'affection vénérienne. Il y a seize mois, *dans une chute, le testicule droit heurta contre l'angle d'une brouette;* la douleur fut instantanément très vive, puis elle se calma et cet homme reprit ses travaux. Le lendemain les bourses étaient énormes, mais avec des douleurs si faibles que ce malade négligea de demander des soins. Il ne se soumit même pas à quelques jours de repos. Le testicule suppura et il se fit, il y a six mois, plusieurs ouvertures spontanées sur le scrotum du côté droit. Aujourd'hui, il s'écoule, par une ouverture d'un centimètre de largeur à peu près, un liquide séro-purulent, d'un gris sale, assez abondant. Du côté droit, le scrotum offre une tumeur dans laquelle il est difficile de distinguer les parties contenues; néanmoins, il semble que le testicule a disparu et qu'il ne reste plus que l'épididyme qui est engorgé. Il y a beaucoup d'engorgement le long du canal spermatique jusqu'à l'ouverture inguinale; aussi ne peut-on isoler le canal déférent. Le testicule du côté gauche est à l'état sain.

Voilà un fait intéressant de destruction de la substance du testi-

(1) Gaz. des hôpitaux, 1844, p. 230.

cule, sans que l'organisme ait paru prendre la plus faible part à la maladie. On ne supposera pas ici une affection tuberculeuse qui se serait développée sous l'influence de la contusion. D'abord le malade affirme que son testicule était bien lisse, bien uni, enfin ne présentant aucune saillie, aucune bosselure avant la chute. D'ailleurs les tubercules du testicule se montrent presque toujours des deux côtés, sinon au même degré de part et d'autre, du moins est-il bien rare de trouver un testicule complètement désorganisé par une fonte tuberculeuse, alors que l'autre n'offre pas le plus petit noyau d'engorgement. C'est évidemment une désorganisation du testicule occasionnée par l'inflammation; mais le fait intéressant, important à noter, qui découle de cette observation, est celui-ci : qu'il est rare de trouver une inflammation du testicule sans symptômes généraux très marqués, fièvre, coliques vives, vomissements, tandis qu'il n'y a pas eu le plus léger trouble chez ce malade; le testicule s'est enflammé, a suppuré, s'est désorganisé, et le malade n'en a pas moins continué ses occupations, sans même que la douleur l'incommodât beaucoup.

## OBSERVATION XXVI.

Contusion du testicule droit et ectopie inguinale. — Orchite tuberculeuse d'origine traumatique. — (Obs. de Larrey) (1).

X., officier de l'armée d'Afrique, âgé de 38 ans, d'une constitution délicate, d'un tempérament lymphatique; vers l'âge de 15 ans, le testicule droit remonta vers l'anneau inguinal sans redescendre dans les bourses. Il prétend que cet accident lui arriva à la suite d'un *coup de pied de cheval.*

Quelque temps plus tard, il eut une autre *contusion* qui détermina, selon lui, un mois après, un engorgement du testicule engagé dans l'aine.

Cet officier réclama aussitôt les soins de M. Vital de Constantine, qui trouva l'existence d'une orchite devenue chronique et présumée tuberculeuse, d'après l'exploration de la poitrine et la santé générale. Le traitement employé par ce célèbre chirurgien reste sans

(1) Fossard, th. 1855, p. 28.

effet ; le malade quitte l'Algérie et est adressé à M. le professeur Larrey, qui, après avoir examiné la tumeur avec l'attention qui le caractérise, se décida à faire une ponction exploratrice par laquelle le diagnostic fut confirmé.

Après avoir inutilement employé les vésicatoires, les saignées locales, l'iode, une consultation fut demandée. M. Velpeau admit une dégénérescence cancéreuse. M. Louis pencha pour l'orchite tuberculeuse.

A ce moment, la tumeur formée entièrement par le testicule occupe toute la région de l'aine, du volume d'un fœtus à terme, soulevant la peau, d'une consistance ferme, résistante ; il y a douleur à la pression, mais presque pas de douleur spontanée. Enfin l'opération est pratiquée par M. Larrey ; elle ne dura pas cinq minutes, aucun incident n'arriva pendant l'opération.

On examine la tumeur, elle pèse 550 gr. ; elle a 0 m. 14 c. de longueur, 0 m. 10 c. de largeur et 0 m. 07 c. d'épaisseur ; sa surface externe recouverte par une portion de la tunique est ferme, résistante, enfin l'examen du microscope fait découvrir l'élément tuberculeux.

Pendant le traitement, il ne se passa rien de remarquable, sauf une faible hémorrhagie qui céda bientôt à l'emploi de la glace. Enfin un mois ensuite il est sorti de l'hôpital, très bien guéri. Le malade est revenu plusieurs fois remercier son opérateur, qui l'a du reste toujours trouvé très bien.

## OBSERVATION XXVII.

Orchite suraiguë suppurée chez un vieillard. — Issue des tubes séminifères. — Destruction du parenchyme testiculaire. — (Obs. de Révillout) (1).

Dans le service de M. Tillaux, à l'hôpital Saint-Louis, nous avons vu un vieillard chez lequel une orchite s'était produite, et avait suppuré, en quelques jours, dans les circonstances suivantes :

Cet homme âgé de plus de soixante ans porte plus que son âge. Il est comptable et il raconte que, depuis quelque temps, il se fatiguait beaucoup, travaillant souvent depuis 6 heures du matin

(1) Gaz. des hôp. 1872, p. 739.

jusqu'à 9 heures du soir, et prenant à peine le temps de manger.

Au commencement de la semaine dernière, *un registre assez lourd lui tomba sur les cuisses*, et le *testicule gauche* fut, paraît-il, frappé, mais faiblement; car ce fut à peine s'il s'en aperçut.

Cependant, peu de temps après, il commença à éprouver une douleur vive qui de la région rénale s'étendait jusqu'aux aines de chaque côté. En même temps il avait, dit-il, mal à tous les membres, surtout quand il voulait se mouvoir.

Ce fut le quatrième jour seulement après le début de ces douleurs qu'il remarqua une augmentation du volume des bourses; mais il y fit peu d'attention, car il n'en souffrait pas. Il fit appeler un médecin mais surtout pour ses maux de reins. Cependant, il existait déjà un gonflement énorme du testicule gauche, et vers le milieu du scrotum, de ce côté, une tumeur fluctuante près de s'ouvrir, qui s'ouvrit en effet spontanément, avant que le médecin eût eu le temps d'intervenir, comme il devait le faire à sa seconde visite. Ce fut alors, huit jours à peine après le début des accidents, que le malade fut transporté à l'hôpital.

. . . Ce que M. Tillaux eut surtout à montrer ici, ce fut la sortie de la substance propre du testicule, des tubes séminifères, à travers la plaie fistuleuse qui s'était formée vers la partie moyenne du scrotum. Ainsi, c'était bien le testicule qui se vidait, après avoir si rapidement suppuré, sous l'influence d'une inflammation suraiguë. Un peu plus haut, dans le scrotum, on sentait une fluctuation manifeste, et une incision donna issue à une quantité assez notable de pus verdâtre.

Deux autres collections purulentes existaient à la partie périnéale du scrotum, vers la racine de la verge, elles furent également ouvertes. C'était des abcès de voisinage qui n'avaient aucune communication l'un avec l'autre, et dont la formation ne pouvait s'expliquer, comme la suppuration rapide du testicule, que par la violence de l'orchite. Or, je le répète, le malade n'avait jamais éprouvé de douleurs dans la région du scrotum, et ne s'était plaint que des reins, du ventre et des aines. Il avait toujours uriné du reste très librement, et, bien qu'il croie qu'un testicule était plus gros que l'autre, il ne saurait dire lequel; il n'accuse pas de blennorragie ou d'orchite blennorrhagique dans son passé.

Ce fait est curieux et exceptionnel par l'intensité de l'orchite, la rapidité de sa marche, et l'absence de toute douleur testiculaire.

### OBSERVATION XXVIII.

L'orchite est provoquée par un choc violent. — Le malade est tuberculeux. — Pas d'épanchement dans la vaginale. — Le cordon et la prostate sont pris. — La suppuration survient au bout de six semaines. — Mort par cachexie. — Autopsie. — Epididyme caséeux. — Testicule absolument détruit. — (Obs. de Reclus.) (1)

Le 2 mars 1875, est entré dans le service de M. Desnos le nommé Marc, Narcisse, âgé de vingt-cinq ans : il a une affection des voies respiratoires et une tumeur du *testicule gauche*.

Sans être d'une robuste santé, il n'avait jamais été malade avant la guerre de 1870. Il fut pris d'une fièvre typhoïde que suivirent bientôt une bronchite et une pleurésie; depuis il ne s'est jamais complètement remis. Au mois de novembre 1874, *il reçoit un coup violent sur le testicule;* un de ses petits-neveux s'était jeté, en courant, au milieu de ses jambes. La douleur fut tellement vive qu'il en eut une syncope. Il se mit au lit, et, dès le lendemain, existait un gonflement considérable de la bourse. La tuméfaction s'accrut encore les jours suivants, et, dès le surlendemain de l'accident, la bourse droite atteignait le volume du poing. On ordonne du repos, des sangsues, de l'onguent mercuriel et un cataplasme ; sous l'influence de ce traitement, la tumeur dégonfle un peu, et les douleurs irradiées deviennent moins vives. Le malade croyait à une sérieuse amélioration, lorsque, vers le commencement de janvier, apparurent sur la bourse gauche des petites tumeurs qui se développèrent lentement et s'ouvrirent l'une et l'autre en livrant passage à du pus; puis des fistules s'établirent qui persistent encore maintenant.

Malgré cet état de la glande, les désirs vénériens persistaient encore; il alla voir une femme, et se livra, en moins de deux heures, à un coït trois fois répété. Au bout de quatre jours survinrent une légère douleur, un léger écoulement, et de la cuisson pendant la miction. La douleur fut de courte durée, mais l'écoulement, quoi-

(1) Reclus, th. 1876. Obs. V, p. 161.

que très peu abondant, persiste encore. C'est alors qu'il se décide à entrer à l'hôpital (2 mars), bien moins pour sa tumeur que pour sa tuberculose pulmonaire. Nous trouvons que le testicule droit est sain. Le testicule gauche, de la grosseur d'un œuf de dinde, est presque régulièrement sphérique. La circonférence verticale est de 20 centimètres, la circonférence transversale est de 19. La peau est lisse, les veines sont très développées, mais au niveau des deux fistules, la peau est adhérente. Il n'existe pas d'épanchement dans la tunique vaginale. Le testicule est notablement plus dur qu'à l'état normal, il est cependant dépressible sous le doigt, mais la résistance est partout la même. L'épididyme est confondu avec le testicule, et l'on ne saurait les distinguer l'un de l'autre. Le cordon est gros, moniliforme, la prostate est dure, volumineuse, comme injectée au suif, et l'on sent très bien les vésicules séminales indurées et bosselées, surtout la gauche. Après avoir ainsi traîné tout le mois de mai, sans avoir présenté d'autre phénomène particulier qu'un léger érysipèle, la dyspnée s'est accrue peu à peu et le malade est mort subitement le 5 juin.

L'autopsie a été faite : les poumons étaient farcis de tubercules et creusés de cavernes. La prostate atteinte dans son lobe gauche, dont la substance d'un blanc verdâtre semblable à la pulpe du marron cru n'est pas encore ramollie ; les lésions sont moins avancées dans le lobe droit. La vésicule séminale de ce côté n'est pas malade, mais celle de gauche est absolument prise et farcie de matière caséeuse. Il en est de même du canal déférent.

L'épididyme étalé à la surface du testicule est aussi caséeux, mais il n'offre pas de points abcédés. Le testicule au contraire, entouré, par l'albuginée épaissie, est ramolli entièrement. Il ressemble à une coque résistante à surface interne tomenteuse, moutonnée, et en tout point baignée par du pus. Au milieu, se trouvent quelques « séquestres » à bords déchiquetés et imbibés du liquide environnant. On reconnaît encore dans ces lambeaux les tubes séminifères au milieu desquels existent des granulations ; à la partie interne et antérieure sont les deux fistules, qui, nous l'avons vu, s'ouvraient sur le scrotum. Si l'on essaie de déterminer l'âge de ces différentes lésions, le testicule paraît avoir été d'abord atteint, puis les altérations ont marché vers l'épididyme, le canal déférent, la vésicule séminale et la prostate dont les foyers sont crus et résistants.

## OBSERVATION XXIX.

L'orchite est survenue à la suite d'une violente contusion. — Epanchement vaginal. — Suppuration épididymaire. — Le cordon et la prostate sont atteints. — Castration. — Foyers épididymaires en voie de guérison. — Abcès tuberculeux. — Granulations tuberculeuses sur la vaginale. — (Obs. de Reclus.) (1)

N., 27 ans, de très robuste apparence. Il a toujours été très bien portant, ne tousse jamais ; l'auscultation d'ailleurs est absolument négative.

Il y a maintenant un an, il reçut *un coup violent dans la bourse droite*, un gonflement immédiat survint, une douleur très vive, de la rougeur du scrotum, enfin tous les signes d'une orchite traumatique. Un traitement antiphlogistique n'amena qu'une amélioration légère, et l'accident ne s'était pas produit depuis quatre mois qu'un premier abcès se forma, puis un second ; tous deux furent suivis de fistules qui persistent maintenant encore. Jusqu'alors la tumeur était restée limitée à la glande droite, mais, vers le sixième mois, elle envahit la gauche.

Nous ne pouvons examiner que sommairement le malade. Il est un des clients de M. le docteur Labbé, qui nous amène avec lui pour l'aider dans une castration qu'il se propose de pratiquer. Nous constatons seulement que la portion droite du scrotum est criblée de fistules, que l'épididyme volumineux et dur est à peu près partout adhérent. Le testicule entouré de liquide est d'une palpation difficile. Le cordon est moniliforme ; la prostate est atteinte. Les altérations à gauche sont beaucoup moins avancées ; à peine trouve-t-on quelques noyaux dans l'épididyme.

M. Labbé pratique la castration du testicule droit ; arrivé dans la cavité vaginale, il ouvre successivement plusieurs kystes séreux dont le liquide s'écoule au dehors. La vaginale est excessivement vasculaire, et çà et là existent des suffusions sanguines et même de véritables épanchements sanguins. Elle est parsemée de granulations tuberculeuses transparentes, très confluentes en certains points.

(1) Reclus, th. 1876. Obs. VII, p. 164.

L'épididyme est entouré de tissu mou et fongueux, semblable aux bourgeons des tumeurs blanches.

..., Sur une coupe antéro-postérieure, nous avons trouvé un abcès enkysté... Le tissu qui l'entourait paraissait sain dans certains endroits, mais il n'en présentait pas moins çà et là quelques granulations transparentes. Dans l'épididyme, on trouvait des cavernes en voie de guérison, ou même complètement cicatrisées dans la tête et le corps; à la queue, nous trouvons un foyer caséeux dont le ramollissement commence à peine.

## OBSERVATION XXX.

Contusion du scrotum et orchite traumatique du côté gauche chez un homme atteint de blennorrhée. — Abcès des bourses. — Hernie des tubes séminifères et élimination du testicule. — Indemnité de l'épididyme. — (Obs. de Gaucher.) (1)

Un jeune homme de 20 ans, garçon marchand de chevaux, entre, le 10 avril 1878, à la salle Saint-Gabriel, n° 23.

Il est grand, robuste, de bonne santé habituelle et n'a pas d'antécédents scrofuleux ou tuberculeux dans sa famille.

Depuis deux mois il est atteint d'un écoulement uréthral blennorrhagique qui n'a jamais présenté de période aiguë bien franche; aujourd'hui ce n'est plus qu'une blennorrhée très légère.

Mais, il y a deux jours, en pansant un cheval, il a reçu *sur les bourses un coup très violent,* à la suite duquel il a presque perdu connaissance. Malgré la vive douleur qu'il en ressentit, il continua toute la journée à conduire des chevaux au trot. Le lendemain la douleur a encore augmenté, la marche est devenue tout à fait impossible et le malade est admis à l'hôpital.

Le scrotum du côté gauche est alors rouge, tendu, douloureux; le testicule entier, y compris l'épididyme, est volumineux, douloureux aussi spontanément et surtout à la pression : il y a un peu de fièvre 38°, pas de frissons et un état général satisfaisant. La fièvre cède d'elle-même le lendemain.

Le traitement consiste en cataplasmes, repos au lit. Les bourse sont maintenues relevées sur une planchette.

(1) Bulletin de la Société clinique, 1878, p. 261.

Au bout de dix jours, le 20 avril, le scrotum reste rouge, mais plus souple que le premier jour. Le testicule a augmenté beaucoup de volume ; il est maintenant gros comme une petite orange. Il y a un peu d'épanchement dans la vaginale : toutes les tuniques du scrotum, enflammées, sont le siège d'élancements très pénibles.

Le 21, mêmes douleurs dans le testicule et dans les bourses ; la peau est amincie et prête à s'ulcérer.

Le 22, le scrotum s'est ulcéré sur trois points ; les trois fistules donnent issue à quelques caillots et à du pus séreux rougeâtre. La contusion, indépendamment de l'orchite, avait produit une légère hématocèle pariétale et c'est ce foyer sanguin qui s'est enflammé et a suppuré.

Traitement. — Pansement phéniqué.

Le 23, les trois ulcérations se sont réunies en une seule : on a maintenant une plaie de la largeur d'une pièce de deux francs, au fond de laquelle le testicule est encore recouvert par la vaginale et par l'albuginée. Il n'y a toujours pas de fièvre, pas de phénomènes généraux.

Le 24, la tunique vaginale, mise à nu, est fluctuante ; un point plus aminci fait hernie et l'ouverture est imminente.

Le 25, on trouve au fond de l'ulcération des bourses deux perforations plus petites, comprenant la vaginale et l'albuginée, et à travers lesquelles sortent des filaments jaunâtres qu'on reconnaît facilement pour des tubes séminifères. Ces deux perforations présentent chacune à peu près la largeur d'une pièce de cinquante centimes.

La suppuration est peu abondante, mais à partir de ce jour les tubes séminifères sortent peu à peu et se sphacèlent à mesure qu'ils sont exposés à l'air. Le 3 mai tout le testicule est éliminé et détruit en moins de huit jours.

Dès ce moment, la plaie se couvre de bourgeons charnus et la cicatrisation commence ; elle est achevée en douze jours (le 15 mai).

Si l'on palpe le scrotum, on trouve que l'épididyme subsiste intégralement sans augmentation de volume sensible et sans douleur à la pression. Mais le corps du testicule tout entier a disparu, il est remplacé par une petite masse indurée attenant à l'épididyme et qui adhère à la cicatrice du scrotum.

Le malade ne souffre pas et marche très bien ; il n'a pas maigri, ne présente aucun signe de tuberculose et sort de l'hôpital entièrement guéri, mais avec un testicule en moins.

## OBSERVATION XXXI.

Orchite traumatique suppurée. — Atrophie. (Observation inédite recueillie dans le service de clinique chirurgicale de M. le professeur Gaujot, au Val-de-Grâce.)

L'Orphelin, Julien, âgé de 61 ans, ouvrier externe du génie, est entré le 24 décembre 1878 dans le service de M. Gaujot.

Constitution médiocre.

Tempérament lymphatique.

Antécédents. — Cet homme, qui est assez amaigri, dit avoir eu dans son enfance de l'eczéma du cuir chevelu et les ganglions du cou engorgés. — Il a eu aussi, à différentes époques qu'il ne peut déterminer d'une façon précise, une fièvre typhoïde, des contusions du thorax et, en 1871, vers la fin de l'année, après avoir fait la campagne, une pneumonie? qui le força à garder le lit pendant trente-cinq jours.

Il nie absolument tout antécédent blennorrhagique ou syphilitique.

Santé assez bonne de 1871 au 19 mai 1878.

A cette époque, l'Orphelin, travaillant, en qualité de manœuvre, au fort de Saint-Cyr, se donna *un coup de manche de pioche sur le testicule gauche*. Il ressentit immédiatement une violente douleur et vit bientôt grossir l'organe frappé, malgré l'application de cataplasmes et l'observation du repos.

Huit jours après environ, son mal empirant, le malade entra à l'hôpital de Versailles. Cataplasmes et grands bains tous les jours. — Bientôt on reconnut l'existence de foyers purulents qu'on ouvrit, avec le bistouri, en quatre endroits différents, au dire du malade. — Par ces incisions il s'écoula du pus en assez grande quantité et la substance même du testicule.

Le malade sortit de l'hôpital le 18 août, parfaitement guéri. Les plaies étaient cicatrisées, le testicule gauche revenu sur lui-même était peu volumineux et non douloureux. Le droit avait conservé son volume normal.

Vers le 20 décembre 1878, l'Orphelin, étant occupé au fort de Palaiseau, glissa sur la pente d'un talus et se *froissa* probablement le *testicule* resté sain, c'est-à-dire le *droit*.

Le lendemain, en effet, il s'aperçut que ce testicule était douloureux et augmenté de volume. Les douleurs étaient si vives que le malade fut obligé de cesser de suite son travail et de demander à entrer à l'hôpital.

Le 24 décembre, il fut dirigé sur le Val-de-Grâce et admis dans le service de M. le professeur Gaujot. — A son entrée, on applique deux sangsues sur l'organe malade, puis des cataplasmes. Le malade prend aussi quelques bains.

10 janv. — Un abcès est reconnu au niveau de l'extrémité supérieure du testicule et ouvert au bistouri. L'incision donne issue à du pus. On continue les cataplasmes.

15 janv. — Le malade présente l'état suivant : la peau du scrotum est rouge, luisante, assez tendue. Elle présente une plaie verticale qui siège en avant à la racine des bourses et a environ 3 ou 4 centimètres d'étendue. De cette plaie s'écoule spontanément une petite quantité de pus, et, quand on vient à comprimer la tumeur, une matière d'un rouge brunâtre, de consistance pulpeuse, qu'on soupçonne être au premier abord des débris de la vaginale mortifiée.

A la palpation, on sent que le testicule droit est dur, tuméfié, du volume d'un œuf de poule, peu douloureux à la pression, adhérent au scrotum au niveau de la plaie. Le cordon est également très gros et se présente sous la forme d'un cylindre unique qui se prolonge dans l'abdomen, où on peut le suivre assez loin. Il est douloureux.

Le testicule gauche n'existe plus, pour ainsi dire. Il est représenté par une petite masse arrondie, de consistance molle, du volume d'une petite noix, très douloureuse à la pression. Cette masse est indépendante de l'épididyme qui a conservé sa forme, quoiqu'il soit très atrophié.

Dans la région de l'aine droite, surtout au voisinage de l'anneau inguinal externe, on constate la présence de quelques ganglions, dont le volume ne dépasse pas celui d'une petite noisette.

L'état général est bon. Pas de fièvre, les poumons sont sains, le cœur de même. Les artères sont athéromateuses.

18 janv. — La rougeur diminue. Peu de douleurs. En pressant

l'incision, on ne donne plus issue à cette matière pulpeuse qui s'en écoulait il y a quelques jours. Les bords de la plaie sont bourgeonnants; le fond en est blanchâtre.

20 janv. — Un petit abcès s'est ouvert, spontanément, à la partie la plus déclive du scrotum, probablement au niveau de la queue de l'épididyme. Il en sort un pus d'un gris rougeâtre, mal lié, moins consistant que la substance sortie par l'incision supérieure. L'examen microscopique a fait découvrir dans cette dernière des tubes séminifères mortifiés.

26 janv. — Tuméfaction moindre. L'abcès de l'épididyme est fermé. Le cordon est moins dur, il n'est pas douloureux. La plaie supérieure continue à se rétrécir; le fond en est toujours rempli par une matière jaunâtre. — On continue les cataplasmes. Le malade demande à se lever.

30 janv. — Le malade se plaint de ne pas dormir, ce qui, dit-il, le force à se remuer beaucoup. Il accuse cette insomnie d'avoir provoqué un nouveau gonflement dans le cordon. Cet organe est, en effet, un peu plus volumineux que précédemment et plus douloureux aussi. — Repos absolu. Même traitement.

4 fév. — Le malade ne s'est pas levé depuis le 30; il se sent mieux. Le cordon est moins dur, moins volumineux, moins douloureux. — Le testicule continue à revenir sur lui-même. Il sort toujours quelques gouttes de pus par la plaie. — Pansement au vin aromatique.

18 fév. — La plaie est presque fermée; il ne reste plus qu'une ouverture fistuleuse par laquelle s'écoulent quelques gouttes de sérosité. La pression même ne fait plus sortir de pus. — Le testicule n'est plus douloureux. Les éléments du cordon sont distincts et facilement isolables.

22 fév. — Ce matin, angoisse précordiale, palpitations assez vives, douleurs s'irradiant du côté de l'épaule et du cou. — Pas de fièvre. — Pas de bruit anormal au cœur. — Du côté du testicule, aucun changement.

23 fév. — La douleur, dont se plaignait hier le malade, a complètement disparu.

26 fév. — La plaie est entièrement cicatrisée. Elle est recouverte par une croûte sèche. On cesse toute espèce de traitement.

8 mars. — Le malade peut être considéré comme guéri complètement. Il demande à quitter l'hôpital.

Voici quel est, à cette date, l'état des organes : Il ne reste de la plaie qu'une cicatrice sèche et indolore. — Le testicule revenu considérablement sur lui-même ne présente plus que le volume d'une petite noix. Il a une forme arrondie, irrégulière, une consistance assez dure, moins élastique que celle de l'organe sain. Cette consistance est plus considérable dans la moitié inférieure de la glande, région qui peut-être n'a pas suppuré. L'épididyme est distinct de la masse qui représente ce testicule ; il a une consistance moins dure. Le cordon, encore plus gros qu'à l'état normal, n'est pas douloureux. — Le testicule gauche n'est plus représenté maintenant que par une masse allongée, douloureuse à la pression, paraissant continuer directement le cordon et se rapprochant, par sa forme, de l'épididyme. Le petit corps arrondi qui semblait constituer les débris de la glande a complètement disparu.

Le malade vit depuis longtemps de la vie commune ; il a repris un embonpoint notable.

Il sort du Val-de-Grâce le 10 mars 1879.

## OBSERVATION XXXII.

Contusion du scrotum. — Hématocèle pariétale. — Epanchement de la vaginale. — Hématocèle intra-testiculaire. — Abcès du testicule. — Débridement de l'albuginée. — Guérison. — (Obs. de J. L. Petit.) (1)

Un cavalier du régiment des cuirassiers reçut un coup de pied de cheval sur le scrotum ; en six heures de temps, la partie devint noire et grosse comme la tête. On le pansa avec des compresses trempées dans l'eau-de-vie camphrée : on le saigna copieusement ; mais, malgré cette pratique, on fut obligé d'ouvrir le scrotum des deux côtés : il sortit quantité de sang coagulé et il en resta beaucoup qui était infiltré dans les cellules des membranes. Les testicules ne paraissaient point gonflés ; mais à la levée du premier appareil, ils parurent l'être considérablement : les ayant examinés, j'aperçus une fluctuation que je jugeai être causée par un fluide épanché dans le péritestes (2), et comme cette membrane était

(1) J. L. Petit, Traité des maladies chirurgicales, 1790, t. II, p. 477.

(2) J. L. Petit donne ce nom à la vaginale.

brune, je ne doutai pas qu'il n'y eût du sang, et parce que je sentais au toucher de la fluidité, je conclus que le sang qui y était contenu n'était pas entièrement coagulé, parce qu'il s'était mêlé avec l'humeur qui est naturellement dans cette partie, mais qui s'y était déposée en plus grande quantité, en conséquence du coup.

J'ouvris des deux côtés dans toute l'étendue du péritestes : il en sortit beaucoup de sanie, et quelques caillots de sang; les testicules n'étaient pas considérablement gonflés ni douloureux, ce ne fut qu'à la levée de ce second appareil qu'ils parurent un peu plus gros, durs, très sensibles et d'une couleur brune, ce qui me fit craindre d'abord la mortification ; mais ayant fait réflexion que cette douleur accompagnait toujours les contusions, je regardai le tout comme une ecchymose. En conséquence, je fis une incision de huit à dix lignes de long à chaque testicule, coupant la membrane albugineuse jusqu'à la substance du testicule : il sortit beaucoup de sanie; la couleur fut sur-le-champ moins noire, et encore moins le lendemain, si bien qu'elle se dissipa, hors deux points grands comme l'ongle qui tombèrent en pourriture. Apparemment que ces deux endroits avaient été plus vivement pressés contre les os pubis par la pince du fer du cheval. Cette pourriture n'eut point de suite, parce que, profitant des fautes passées, je ne tirai point les filets spermatiques, et, ce qui est un point essentiel, c'est que les saignées et les opérations préliminaires avaient été diligemment faites.

---

Nous rapportons ici une observation de rupture de l'albuginée qui nous semble tenir le milieu entre les faits cliniques que nous avons consignés dans la classe précédente, et les lésions expérimentales que nous avons produites sur le chien.

## OBSERVATION XXXIII.

Contusion violente des testicules. — Rupture de l'albuginée. — Issue des tubes séminifères. — Destruction du testicule. — Epididyme indemne. — (Obs. de Pihorel.) (1)

Le 5 juillet 1817, Crepel fut accusé d'avoir dérobé une chemise à l'un de ses camarades, et, bien qu'il protestât de son innocence, ils se saisirent de lui, et, l'ayant étendu sur un banc, il fut maintenu fortement dans cette position par six soldats, pour recevoir la correction que les militaires appellent *la savate*. Pendant les efforts qu'il fit pour se soustraire à ce châtiment injuste, ses testicules se trouvèrent exposés à un froissement si considérable que la tunique albuginée, forcée de céder, livra passage aux vaisseaux séminifères. Ceux-ci remontèrent le long des cordons spermatiques dont ils augmentèrent le volume. La douleur fut excessive....... Au bout de quelques heures, l'inflammation du scrotum se manifesta avec une sensibilité vive des testicules qui se trouvaient considérablement affaissés. — La tumeur inflammatoire céda aux moyens antiphlogistiques. — La douleur inguinale continuait à être assez vive; le malade avait de la peine à se tenir debout, à cause de l'engorgement du cordon. — Quelque temps après, affaissement des bourses, diminution des testicules dont il ne resta bientôt que l'épididyme, uni à la membrane séreuse qui s'était pelotonnée, et qui formait un corps très petit, d'une sensibilité si exaltée, que la moindre pression excitait les douleurs les plus vives. Elles avaient lieu chaque fois que le muscle crémaster, en se contractant, appliquait l'épididyme contre l'anneau; le malade était obligé alors de prendre une position horizontale. . . . . . . . . . . . . . . . .

. . . . . . . . . . . . . . . . . . . . . . . . . .

Le 20 janvier 1818, Crepel entra à l'hôpital militaire, afin d'y être traité d'une gale invétérée. Il y avait quatre jours qu'il était à l'hôpital, lorsqu'il se plaignit de tiraillements douloureux dans l'aine. — En examinant cette partie, pour tâcher de découvrir le

(1) Pihorel, Mémoires de médecine militaire, t. V, 1818, p. 278.

lieu d'où pouvait provenir cette douleur, je vis que le scrotum était ridé, aplati, presque entièrement vide. Le cordon des vaisseaux spermatiques était tuméfié, douloureux. Les testicules n'avaient plus aucune forme, puisque la membrane séreuse, repliée sur elle-même, formait un petit corps oblong avec l'épididyme resté dans toute son intégrité. La verge avait conservé son volume ordinaire, mais elle n'était plus susceptible d'érection...

---

## OBSERVATIONS D'ORCHITES TRAUMATIQUES COMPLIQUÉES DE LÉSIONS URÉTHRALES.

Nous avons réuni deux cas de ce genre. Ils nous semblent pouvoir servir de transition entre les orchites uréthrales et les orchites traumatiques. Ici, en effet, l'inflammation paraît reconnaître pour causes à la fois une contusion de la glande séminale et une déchirure de l'urèthre.

### OBSERVATION XXXIV.

Contusion violente du testicule. — Lésion de l'urèthre. — Rétention d'urine. — Inflammation du testicule. — (Obs. de A. Cooper.) (1)

Je fus consulté par un individu atteint d'inflammation du testicule. Deux mois auparavant étant sorti précipitamment, et étant obligé de traverser une chambre, il *s'était heurté violemment le testicule contre un tiroir ouvert.* Le lendemain matin il ne pouvait plus uriner. Et, comme il souffrait horriblement, il fit appeler un chirurgien pour le sonder. Celui-ci remarqua très judicieusement que le cathétérisme augmenterait très probablement les symptômes, et prescrivit des fomentations qui amenèrent du soulagement. Sous l'influence de ces moyens, il parvint, vers deux heures de l'après-midi, à uriner. De ce moment, le testicule s'enflamma, et il s'écoula, de temps en temps, un mélange de pus et de sang par l'urèthre. »

(1) A. Cooper, trad. Chassaignac et Richelot. Obs. 374e, p. 430.

Rappelons l'ordre successif des symptômes : d'abord une contusion violente du testicule, Le lendemain matin rétention d'urine, qui cède vers deux heures de l'après-midi. A ce moment même, le testicule commence à s'enflammer. A. Cooper ne nous dit pas si l'inflammation envahit la glande entière, ou seulement le corps du testicule à l'exclusion de l'épididyme, fait qui, d'après Velpeau, serait la règle dans les cas de traumatisme.

### OBSERVATION XXXV.

Contusion du périnée. — Uréthrorrhagie et rupture traumatique de l'urèthre. — Œdème inflammatoire des bourses. — Orchi-épididymite traumatique gauche. — Pas d'épanchement vaginal. — (Obs. de Laugier.) (1)

Un malade, entré depuis quelque temps, salle Sainte-Marthe, à l'Hôtel-Dieu, dans le service de M. Laugier, pour une rupture traumatique de l'urèthre, présente une variété d'orchite dont le début et la marche semblent indiquer un mode de production différent, qu'il est difficile de préciser, au moins avec les documents scientifiques actuels.

On sait que les violences portées sur le testicule déterminent une inflammation de l'organe, siégeant plus souvent sur le testicule que sur l'épididyme. On sait que les manœuvres exercées sur l'urèthre produisent une inflammation du testicule, semblable, sous beaucoup de rapports, aux orchites blennorrhagiques franches, et dans les deux cas il y a traumatisme.

Le malade, dont il est ici question, a reçu, le 27 août, *un coup sur le périnée*, à la suite duquel il y a eu une ecchymose au point frappé et au scrotum, et une uréthrorrhagie.

Amené, le jour même, à l'hôpital, il a été soumis à des tentatives de cathétérisme, mais une sonde n'a pu être introduite dans la vessie. Un bain a été prescrit, et le lendemain, à la visite, M. Laugier a pu passer une sonde d'argent à grande courbure ; la vessie du

(1) Gazette des hôpitaux, 1863, p. 449.

malade, qui n'avait pas uriné depuis trente heures a été vidée, et une sonde en gomme élastique a été ensuite placée à demeure. Elle séjourna quatre jours.

Le troisième jour, le malade a éprouvé une vive douleur dans le testicule gauche, et le lendemain une orchite s'était déclarée. Des cataplasmes ont été appliqués et la sonde n'en était pas moins laissée à demeure. Cependant l'inflammation faisait des progrès lents ; la sonde a été retirée cinq jours après, et le malade a uriné librement les jours suivants. La rupture de l'urèthre ne devait plus inquiéter pour le moment.

Lorsque M. Foucher prit le service de M. Laugier, des ponctions ont été faites sur le testicule, d'après le procédé de Velpeau et de Vidal de Cassis; depuis quelques jours le testicule était devenu très douloureux, et il y avait de l'œdème des bourses. Les ponctions ont donné issue à un peu de sérosité et à du sang.

Aujourd'hui, dix-neuvième jour de la maladie, le corps du testicule et l'épididyme sont tuméfiés, le corps surtout; il y a un œdème inflammatoire du tissu cellulaire des bourses. En deux points, il y a de la fluctuation. Il y a encore une douleur vive, mais pas de réaction sur la santé générale.

Il est rare qu'une orchite consécutive au passage d'une sonde soit aussi longue à guérir, surtout lorsqu'il n'y a pas d'inflammation de l'urèthre et que les tentatives de cathétérisme ont cessé. Au contraire, dans les orchites qui sont le résultat d'une contusion du testicule, l'inflammation siégeant ordinairement dans le corps du testicule marche avec lenteur, et se termine assez souvent par la suppuration, quelques moyens que l'on ait employés (A. Cooper). Chez notre malade, il y a menace de suppuration. On peut donc rapporter l'orchite à une action traumatique directe sur le testicule. Bien que le malade déclare n'avoir ressenti aucune douleur à cet organe au moment où il a reçu le coup au périnée, on peut supposer que, dans la violence du choc, le jeune homme a méconnu les points qui ont été atteints. Une particularité propre aux orchite, parenchymateuses et traumatiques a été encore observée; il n'y avait pas de liquide dans la tunique vaginale au moment où les ponctions ont été faites.

D'un autre côté, c'est trois jours après le séjour de la sonde que l'orchite est apparue; il y aurait lieu de croire que c'est à l'irritation de l'urèthre qu'est due l'apparition de l'orchite. Mais alors il y aurait eu une simple épididymite (Ramsden et Velpeau) ; on sentirait une tuméfaction évidente sur cette partie, et c'est ce qui n'a point lieu ; le corps du testicule est principalement tuméfié.

Quoi qu'il en soit, le traumatisme et le passage de sondes dans l'urèthre, susceptibles, chacun de leur côté, de déterminer une inflammation de la glande séminifère, se trouvent réunis dans les antécédents du malade ; on doit donc tenir compte de l'un et de l'autre, et il paraît rationnel d'admettre qu'il y a ici une légère contusion du testicule à la suite de laquelle est intervenue une inflammation déterminée par l'irritation due aussi bien à la déchirure de l'urèthre qu'au passage des sondes.

Cette observation, plus intéressante encore que la précédente peut donner lieu à quelques réflexions. Le traumatisme a d'abord déterminé une uréthrorrhagie avec rétention d'urine qui persista durant trente heures. L'orchite ne se déclara que le quatrième jour, alors que la rupture de l'urèthre était en pleine voie de guérison. Nous avons déjà constaté une coïncidence analogue dans le cas de A. Cooper. Ici l'auteur prend soin de nous dire que la tuméfaction porte principalement sur le corps même du testicule, tandis que l'épididyme est à peine intéressé. Il signale la fluctuation dans deux points de la glande et fait pressentir que l'orchite se terminera par suppuration, terminaison assez fréquente, d'après les classiques, dans les cas de traumatisme.

## APPENDICE

Nous avons réuni sous ce chef quelques observations qui n'ont pas trait directement à notre sujet. Il s'agit de certaines variétés d'orchites que l'on observe parfois à la suite d'efforts, de fatigues excessives, de désirs vénériens non satisfaits.

Gaussail (1) cite le cas d'un fort de la halle qui fut atteint d'orchite par effort, « après s'être chargé d'un poids de 300 livres dans une position défavorable. »

Nous lisons dans Vidal (2) que ce chirurgien a observé, en avril 1851, à l'hôpital du Midi, un malade ayant une orchite provenant d'un *grand effort pour pousser une charrette.*

### OBSERVATION XXXVI.

Orchi-épididymite par effort dans un cas d'ectopie inguinale droite. — Castration. — (Obs. de Hamilton.) (3)

W., âgé de 45 ans, avait un testicule arrêté dans l'aine droite. Il y a sept semaines, *qu'en levant un fardeau pesant*, il sentit un *craquement* dans cette région, et une vive douleur. Il s'ensuivit une inflammation aiguë, qui parut avoir été causée par la compression que le tendon de l'oblique externe avait fait subir à la glande.

Cette inflammation céda à un traitement antiphlogistique, mais quinze jours s'étaient à peine écoulés que l'organe s'enflamma de

(1) Archives générales de médecine, 1831, t. XXVII.

(2) Vidal (de Cassis), Pathologie externe, 1861, t. V.

(3) Dublin quaterly journal of medical science, mai 1852, et Curling, trad. Gosselin, p. 42.

nouveau. Dans le court intervalle de sept semaines, le malade eut ainsi quatre orchites dues à la compression soudaine du testicule. Dans ces pénibles circonstances, l'ablation fut proposée et acceptée avec empressement.....

## OBSERVATION XXXVII.

Epididymite par effort. (Observation personnelle.)

Mahaute, Jules, manœuvre, âgé de 30 ans, est entré, le 28 janvier 1881, à l'hôpital Lariboisière, service de M. Duplay.

Cet homme est d'apparence assez chétive; cependant il a toujours joui d'une bonne santé. Il a contracté trois blennorrhagies, la dernière il y a quatre ans.

Il est homme de peine au Chemin de fer du Nord.

Le matin du 28 janvier, il montait à la sellerie un sac de charbon du poids de 20 kil. environ; au moment où il chargeait le sac sur l'épaule, il entendit un *craquement* dans l'aine droite. Une tumeur, grosse comme le pouce, apparut immédiatement à ce niveau; elle disparut spontanément au bout de deux jours. Ne s'agirait-il pas, ici, d'une petite pointe de hernie?

Trois heures après l'accident, le testicule droit commença à grossir; il avait atteint le volume d'un œuf de poule à la fin de la journée, lorsque le malade fut reçu à l'hôpital.

Repos et cataplasme.

31 janvier. — Le volume de la tumeur est resté à peu près le même. Le testicule et le cordon paraissent normaux.

L'épididyme est dur et fait un angle droit avec la glande séminale. Son volume est égal à celui d'un testicule ordinaire.

Il ne paraît pas y avoir de liquide dans la tunique vaginale.

Une bougie à olive, introduite dans l'urèthre, provoque une légère douleur au niveau du col vésical; mais le talon de l'instrument ne ramène pas la moindre goutte muco-purulente.

Le toucher rectal fait constater l'état normal de la prostate et des vésicules séminales.

M. Duplay porte le diagnostic d'épididymite par effort. Il fait observer la rareté de cette variété d'épididymite qu'il avait combattue jusqu'ici, et qu'il était disposé à prendre pour une épididymite d'origine uréthrale méconnue.

Les jours suivants, le volume de la tumeur diminue graduellement.

9 février. — Le testicule a repris à peu près son volume normal.

Une nouvelle exploration de l'urèthre ne provoque aucune douleur, et donne un résultat tout à fait négatif.

Le malade demande à quitter l'hôpital.

## OBSERVATION XXXVIII.

Orchi-épididymite consécutive à de grandes fatigues chez un sujet prédisposé à la tuberculose. — (Note communiquée par M. Capitan, interne.)

Garçon de 17 ans, emballeur. Aspect un peu chétif, tousse par moments, le matin surtout; n'a pas maigri depuis quelque temps. Parents bien portants. Une sœur tousse souvent.

A beaucoup marché récemment, et s'est fatigué. Pas de contusion du scrotum. Il y a trois jours, a remarqué que son *testicule droit* augmentait de volume et devenait douloureux; gonflement et douleur qui ont augmenté, jusqu'à aujourd'hui.

On constate une orchite droite. L'épididyme est un peu tuméfié et augmenté de volume, mais on n'y sent pas de bosselures. Le cordon n'est pas augmenté de volume. L'urèthre est absolument sain. Quant à la respiration, elle s'entend mal aux deux sommets.

## OBSERVATION XXXIX.

Orchi-épididymite consécutive à de grandes fatigues, terminée par résolution. — (Obs. personnelle.)

Berjaud, François, menuisier, âgé de 21 ans, est entré, le 14 mai 1881, dans le service de M. Le Dentu.

Cet homme est arrivé à Paris depuis peu de temps. Il travaille debout, onze heures par jour. A la suite de grandes fatigues, il a vu son testicule droit augmenter tout à coup de volume. Quand nous le vîmes, l'organe avait atteint le volume d'un œuf d'oie.

La résolution ne tarda pas à se produire sous l'influence du repos au lit, et Berjaud put quitter l'hôpital au bout de neuf jours, complètement guéri.

M. Gaujot, professeur au Val-de-Grâce, nous a dit avoir observé souvent des orchi-épididymites analogues, chez les soldats fatigués par de longues marches. D'après cet auteur, ces sortes d'inflammation auraient leur point de départ dans une lymphangite du cordon.

### OBSERVATION.

Orchite paraissant reconnaître pour cause l'accumulation du sperme. — (Obs. de Soulé.) (1)

J'ai connu un jeune homme qui éprouvait des douleurs et du gonflement, tantôt dans le testicule droit, tantôt dans le testicule gauche. Cet état subsistait quelque temps, le condamnait au repos et disparaissait par la position horizontale, et beaucoup plus promptement par une pollution. Une fois, la congestion fut telle qu'une véritable orchite se déclara et nécessita un traitement antiphlogistique.

### OBSERVATION.

Gonflement des testicules dû à des désirs vénériens non satisfaits. — (Obs. de Soulé.) (2)

Il y a quelques mois un homme se présenta à mon examen. Il

(1) Soulé, Journal de médecine de Bordeaux, 1846, p. 694.
(2) Soulé, loc. cit.

me raconta qu'à la suite d'une entrevue, dans laquelle il n'avait pu obtenir ce qu'il sollicitait, il avait senti ses testicules devenir douloureux. L'exploration me révéla un gonflement marqué des deux organes. Un traitement antiphlogistique fut prescrit,

Ces deux faits, qui ont tant de ressemblance, offerts par des sujets n'ayant eu auparavant aucune inflammation testiculaire, me paraissent intéressants. Aucune contusion appréciable, aucun effort, aucune marche forcée n'avait amené cet état. Ce qui me confirme dans l'idée que j'ai eu ici affaire à deux orchites spéciales, c'est qu'elles offraient une physionomie tout à fait à part : ainsi le gonflement, la douleur surtout, en constituaient les seuls symptômes appréciables. Les testicules avaient la conformation et l'aspect ordinaire ; rien ne s'offrait dans les téguments ni dans la vaginale. Il ne répugne pas au reste d'admettre une pareille étiologie; de la congestion à l'inflammation il n'y a en effet qu'un pas.

Le docteur Delome (1) a rapporté, dans sa thèse, le fait d'un notaire qui, appelé en ville pour dresser un contrat, et très violemment épris de la femme de son client, en présence de laquelle il se trouvait, en éprouva une excitation si vive et si prolongée que le lendemain il vit apparaître une orchi-épididymite.

M. le professeur Trélat (2) a cité dernièrement à la Société de chirurgie le cas d'un homme qui se croyait atteint d'une tumeur des bourses. Cet homme avait un gonflement de l'épididyme, qui disparut par le coït.

M. Trélat nous a raconté à nous-même le fait suivant : Un homme du monde, exerçant une haute profession libérale, était allé passer ses vacances en Suisse.

(1) Delome, th. 1877, p. 36.

(2) Bulletin de la Société de chirurgie, 1881, p. 173.

Ayant eu plusieurs érections au cours d'une soirée dansante, il fut très étonné le lendemain matin de voir ses testicules augmentés notablement de volume. Cette tuméfaction ne disparut qu'au bout de trois semaines d'un traitement approprié.

---

| SOURCES. | [illegible]ÉE. | TERMINAISON. | REMARQUES. |
|---|---|---|---|
| 1 Barré | [illegible]ines. | Résolution. | » |
| 2 Gaz. hôpitaux | | Induration. | Syphilis. |
| 3 Sorbets | [illegible]ines. | Résolution. | » |
| 4 Gaujot. | s 1/2. | Résolution. | » |
| 5 Gaujot | [illegible]aines. | Résolution. | » |
| 6 Morton | | Etat chronique. | Diathèse tuberculeuse. |
| 7 Personnelle | [illegible]ines. | Induration. | Soupçon de masturbation. |
| 8. Personnelle | | Etat chronique. | Lymphatisme. |
| 9 Personnelle | | Etat chronique. | » |
| 10 Capitan | | Résolution ? | » |
| 11 Harvey Ludlow | | Induration. | Névralgie, castration. |
| 12 A. Cooper | | Atrophie. | Scrofule. |
| 13 Dumont | [illegible]is. | Atrophie. | » |
| 14 Casper | [illegible]ois. | Atrophie. | » |
| 15 Cruveilhier | | Atrophie | » |
| 16 Reclus | | Atrophie. | Mort par tubercul., 42 ans |
| 17 Reclus | | Atrophie. | » |
| 18 Gaujot | | Atrophie. | Forme névralgique. |
| 19 Gaujot | [illegible]is. | Atrophie. | Santé robuste. |
| 20 Verneuil | | Atrophie. | Monorchide. |
| 21 Th. Anger | [illegible]ines. | Atrophie. | Destruction complète de la glande et du cordon. |
| 22 Poncet | [illegible]ines. | Atrophie. | » |
| 23 Poncet | [illegible]is. | Atrophie. | » |
| 24 Personnelle | [illegible]is. | Atrophie. | » |
| 25 Dumoulin | | Suppuration. | » |
| 26 Larrey | | Etat chronique. | Tuberculose, ectopie inguinale, castration. |
| 27 Révillout | | Suppuration. | Issue des tubes séminif. |
| 28 Reclus | [illegible]ines. | Suppuration. | Mort par phtisie. |
| 29 Reclus | précis. | Suppuration. | Castration. |
| 30 Gaucher | | Suppuration. | Issue des tubes séminif. |
| 31 Gaujot | | Suppuration. | Scrofule, destruction des testicules. |
| 32 J. L. Petit | | Suppuration. | Débridement de l'albugin. |
| 33 Pihorel | | Rupt. de l'albugin. | Issue des tubes séminif. |
| 34 A. Cooper | | » | Rupture de l'urèthre, rétention d'urine. |
| 35 Laugier | | » | Rupture de l'urèthre, uréthrorrhagie. |
| 36 Hamilton | | » | Ectopie inguinale, castr. |
| 37 Personnelle | ines. | Résolution. | » |
| 38 Capitan | | » | Diathèse tuberculeuse. |
| 39 Personnelle | [illegible]rs. | Résolution. | » |

## TABLEAU

| SOURCES. | AGE. | VARIÉTÉ DU TRAUMATISME. | HYDROCÈLE VAGINALE. | SIÈGE DE L'INFLAMMATION. | COTÉ. | DURÉE. | TERMINAISON. | REMARQUES. |
|---|---|---|---|---|---|---|---|---|
| 1 Barré | 30 ans. | Froissement en sautant. | Pas d'épanchement. | Testic., épidid. et cordon. | D. | 9 semaines. | Résolution. | » |
| 2 Gaz. hôpitaux | » | Coup. | — | Épididyme. | » | » | Induration. | Syphilis. |
| 3 Sorbets | 26 | Chute sur l'angle d'une chaise. | Léger épanchement. | Épididyme. | D. | 2 semaines. | Résolution. | » |
| 4 Gaujot | 23 | Chute d'une balle de foin. | Léger épanchement. | Épididyme. | 2 côtés. | 6 mois 1/2. | Résolution. | » |
| 5 Gaujot | 24 | Choc sur le cou d'un cheval. | Léger épanchement. | Épididyme. | D. | 10 semaines. | Résolution. | » |
| 6 Morton | 13, 23, 31 | Coup de pied de cheval (trois fois). | — | Testicule? | D. | » | Etat chronique. | Diathèse tuberculeuse |
| 7 Personnelle | 30 | Chute sur un chevalet à scier du bois. | Léger épanchement. | Épididyme. | D. | 6 semaines. | Induration. | Soupçon de masturbati |
| 8 Personnelle | 22 | Chute à califourchon sur une poutre. | Léger épanchement. | Épididyme. | D. | » | Etat chronique. | Lymphatisme. |
| 9 Personnelle | 14 | Compression entre les mains. | Léger épanchement. | Testicule et épididyme. | D. | » | Etat chronique. | » |
| 10 Capitan | 22 | Froissement entre les jambes. | — | Testicule et épididyme. | D. | » | Résolution? | » |
| 11 Harvey Ludlow | 14 | Traumatisme indéterminé. | Vaginalite. | Épididyme. | G. | » | Induration. | Névralgie, castration. |
| 12 A. Cooper | 19 | Choc sur le pommeau de la selle. | — | Testicule et épididyme. | » | » | Atrophie. | Scrofule. |
| 13 Dumont | » | Chute sur le bord d'une chaloupe. | — | Testicule. | 2 côtés. | 1 mois. | Atrophie. | » |
| 14 Casper | 31 | Coup de pied avec un sabot. | Léger épanchement. | Testicule. | G. | 6 mois. | Atrophie. | » |
| 15 Cruveilhier | 18 | Froissement dans une partie de barres. | — | Testicule et épididyme. | G. | » | Atrophie | » |
| 16 Reclus | 14 | Froissement en sautant sur un cheval. | — | Testicule seul. | D. | » | Atrophie. | Mort par tubercul., 42 |
| 17 Reclus | 14 | Contusion sur le dos d'un âne. | — | Les deux testicules seuls. | 2 côtés. | » | Atrophie. | » |
| 18 Gaujot | 23 | Froissement entre la cuisse et le cheval. | — | Testicule seul. | G. | » | Atrophie. | Forme névralgique. |
| 19 Gaujot | 35 | Choc contre le pommeau de la selle. | Léger épanchement. | Testicule seul. | G. | 3 mois. | Atrophie. | Santé robuste. |
| 20 Verneuil | » | Coup de pied. | Hydro-hématocèle. | Testicule et épididyme. | » | » | Atrophie. | Monorchide. |
| 21 Th. Anger | 16 | Chute sur le périnée. | Léger épanchement. | Testicule seul. | » | 3 semaines. | Atrophie. | Destruction complète la glande et du cord |
| 22 Poncet | » | Choc contre un poteau de fer. | Pas d'épanchement. | Testicule et épididyme. | G. | 6 semaines. | Atrophie. | » |
| 23 Poncet | » | Choc sur le cheval de bois. | Pas d'épanchement. | Testicule et épididyme. | G. | 1 mois. | Atrophie. | » |
| 24 Personnelle | 24 | Compression entre la cuisse et un banc. | — | Testicule seul. | G. | 1 mois. | Atrophie. | » |
| 25 Dumoulin | 30 | Chute sur l'angle d'une brouette. | — | Testicule. | D. | » | Suppuration. | » |
| 26 Larrey | 38 | Coup de pied de cheval. | — | Testicule et épididyme. | D. | » | Etat chronique. | Tuberculose, ecto inguinale, castratio |
| 27 Révillout | 60 | Chute d'un registre. | — | Testicule et épididyme. | G. | » | Suppuration. | Issue des tubes sémi |
| 28 Reclus | 25 | Choc d'un enfant entre les cuisses. | Pas d'épanchement. | Testicule et épididyme. | G. | 6 semaines. | Suppuration. | Mort par phtisie. |
| 29 Reclus | 27 | Coup. | Léger épanchement. | Testicule et épididyme. | D. | Rien de précis. | Suppuration. | Castration. |
| 30 Gaucher | 20 | Coup. | — | Testicule seul. | G. | » | Suppuration. | Issue des tubes sémin |
| 31 Gaujot | 61 | Coup de manche de pioche. | — | Testicule et épididyme. | 2 côtés. | » | Suppuration. | Scrofule, destruction testicules. |
| 32 J. L. Petit | » | Coup de pied de cheval. | Hydro-hématocèle. | Testicule. | » | » | Suppuration. | Débridement de l'albug |
| 33 Pihorel | » | Supplice de la savate. | — | Testicule seul. | » | » | Rupt. de l'albugin. | Issue des tubes sémi |
| 34 A. Cooper | » | Choc contre un tiroir ouvert. | — | Siège non déterminé. | » | » | » | Rupture de l'urèthre, tention d'urine. |
| 35 Laugier | » | Coup sur le périnée. | Pas d'épanchement. | Testicule et épididyme. | G. | » | » | Rupture de l'urèth uréthrorrhagie. |
| 36 Hamilton | 45 | Effort. | — | Siège non précisé. | D. | » | » | Ectopie inguinale, ca |
| 37 Personnelle | 30 | Effort. | Pas d'épanchement. | Épididyme. | D. | 2 semaines. | Résolution. | » |
| 38 Capitan | 17 | Fatigues excessives. | — | Testicule et épididyme. | D. | » | » | Diathèse tuberculeuse |
| 39 Personnelle | 21 | Fatigues excessives. | Léger épanchement. | Testicule et épididyme. | D. | 9 jours. | Résolution. | » |

# CHAPITRE III.

## EXPÉRIENCES.

### § 1. — *Exposé.*

Nos expériences ont porté sur quatre chiens que nous avons choisis à dessein d'âge, de taille et de race différents. Nous avons fait varier également pour chacun la durée de l'expérimentation. Le testicule était fixé solidement entre les branches d'une pince de fer dont l'extrémité elle-même était serrée par un lien. Nous frappions alors avec un morceau de bois ou un maillet sur le testicule, en ayant soin de le faire reposer sur un plan uni. Une fois seulement nous avons comprimé fortement l'un de ces testicules entre les mors d'un étau.

#### Expérience I.

Chien de chasse, épagneul, d'assez grande taille, adulte.

Durée de l'expérimentation. — 26 jours pour le *testicule gauche.* — 10 jours pour le *testicule droit.*

Le 22 décembre, on porte un coup de maillet, de moyenne intensité, sur le *testicule gauche.*

La contusion fut assez peu violente pour que les phénomènes consécutifs aient été très minimes, du côté du scrotum comme du côté de la glande.

Le 7 janvier, on soumet le *testicule droit* à une expérience semblable, en s'efforçant toutefois de déterminer un traumatisme beaucoup plus intense. On frappe avec un morceau de bois très lourd. Le scrotum est légèrement déchiré vers sa partie inférieure.

Les jours suivants, l'épididyme devint volumineux, dur et douloureux.

Le 17 janvier, l'animal est sacrifié.

Description macroscopique.—*Testicule gauche.*—L'épididyme et le canal déférent présentent l'aspect normal, et contiennent des spermatozoïdes. — Il semble donc qu'il n'y ait eu là aucune lésion appréciable.

*Testicule droit.* — L'épididyme est volumineux, légèrement bosselé ; autour de lui, le tissu cellulaire est enflammé. — A l'état frais, on trouve des spermatozoïdes dans les canaux de l'épididyme qui semblent dilatés. Ils diminuent de nombre dans la queue de l'organe, et disparaissent tout à fait dans le canal déférent, où l'on rencontre seulement un liquide granuleux.

Description microscopique.—*Testicule gauche.*—Le microscope ne fait découvrir aucune lésion appréciable.

*Testicule droit.* — L'épididyme présente les altérations suivantes : les tubes sont dilatés et augmentés d'un tiers pour la plupart. Leurs cellules épithéliales sont moins nettement cylindriques. Les cils vibratiles manquent en partie. — Dans le centre des tubes, les spermatozoïdes, au lieu de former un amas, sont mélangés à une grande quantité de globules de pus. Cet amas central paraît séparé de l'épithélium par une substance réfringente amorphe.

On trouve, dans certains points, à la surface de la muqueuse, des bourgeons épithéliaux faisant une saillie plus ou moins prononcée dans l'intérieur du tube. Le tissu interstitiel est rempli par places de globules blancs, et les faisceaux du tissu conjonctif sont dissociés, probablement par la présence d'une certaine quantité de liquide qui constituait un œdème plus ou moins prononcé.

Le testicule qui semblait, à l'état frais, n'avoir subi aucune modification, présente au microscope les altérations suivantes : les parois des tubes séminifères sont plus épaisses qu'à l'état normal, si on les compare à celles du testicule gauche. — Le contenu de ces tubes est un peu altéré. On y rencontre de petites boules réfringentes appliquées contre la paroi ; les éléments épithéliaux sont plus nombreux et plus serrés. — La membrane interne des tubes est légèrement plissée. — Le tissu interstitiel ne semble nullement altéré.

Les lésions du testicule proprement dit sont donc très minimes ; un examen attentif pouvait seul les faire découvrir.

### Expérience II.

Chien de petite taille, âgé de moins d'un an.

Durée de l'expérimentation. — 21 jours pour le *testicule gauche*. — 11 jours pour le *testicule droit*.

Le 7 janvier, un coup de moyenne intensité est porté sur le *testicule gauche*, solidement fixé par une pince.

Les jours suivants, le testicule et l'épididyme paraissent légèrement douloureux.

Le 17 janvier, on détermine un traumatisme beaucoup plus intense du côté du *testicule droit*. Le coup est assez violent pour que le testicule, fixé sur une pince, passe à travers les mors, comme dans une filière.

Les jours suivants, on trouve l'épididyme volumineux, le testicule douloureux et immobilisé dans la tunique vaginale, en un mot, tous les signes d'une vive réaction inflammatoire.

Le 28 janvier, l'animal est sacrifié.

Description macroscopique. — L'examen à l'œil nu ne fait pas découvrir de lésions bien nettes dans le *testicule gauche*.

Dans le *testicule droit*, au contraire, on rencontre des lésions multiples. —La tunique vaginale est occupée par une fausse membrane qui fait adhérer ensemble les deux feuillets, et qui est fortement colorée par du sang épanché dans la cavité.

L'albuginée n'est pas rupturée; mais, dans l'intérieur du testicule, on trouve un grand nombre de petites ecchymoses, disséminées en différents points.

Pas de spermatozoïdes dans aucun point de l'un et l'autre testicule.

Description microscopique. — *Testicule gauche*. —Le tissu interstitiel ne présente aucune altération. Les tubes paraissent cependant avoir subi des lésions accentuées, assez semblables à celles qu'on rencontre dans l'expérience précédente (1).

*Testicule droit.* — On ne trouve nulle part de rupture de l'albuginée, mais des hémorrhagies interstitielles produites principalement le long des travées conjonctives qui séparent les tubes.

En comparant, à l'aide d'un faible grossissement, la coupe du testicule droit à celle du testicule gauche, on constate que les tubes séminifères, situés dans la zone la plus voisine de l'albuginée, sont altérés et confondus ensemble; de telle sorte que la surface interne de cette membrane ne présente pas de limite nette, comme cela existe du côté sain. Les tubes, à ce niveau, sont à peine visibles et séparés par du tissu conjonctif enflammé. Les éléments de ce dernier sont mélangés à un grand nombre de globules sanguins.

Dans les parties centrales du testicule, les tubes sont remplis de cellules granuleuses, leur paroi est plus épaisse. Le tissu interstitiel contient des éléments jeunes et des globules sanguins, mais en moins grand nombre qu'à la périphérie de l'organe.

L'épididyme est augmenté de volume; les tubes sont élargis, les cellules épithéliales sont dépourvues de cils vibratiles et légèrement aplaties. — Le tissu conjonctif interstitiel est augmenté de volume par l'œdème, et est en voie de prolifération.

### Expérience III.

Griffon de grande taille, âgé de deux à trois ans.

Durée de l'expérimentation : dix jours pour l'un et l'autre testicule.

28 janvier. — Contusion des deux testicules, sur une pince en fer. Le coup paraît avoir été porté plus violemment sur le testicule gauche.

Le 7 février l'animal est sacrifié.

Description macroscopique. — *Testicule gauche.* — Tunique vaginale remplie par un caillot adhérent au bord antérieur du testicule, au niveau d'une déchirure de l'albuginée.

(1) V. p. 93.

Le testicule est libre dans la majeure partie de sa surface extérieure. — Son aspect est jaunâtre et diffère beaucoup de l'aspect rosé ordinaire. — L'épididyme a la même apparence ; son volume semble augmenté. — Sur une coupe transversale du testicule, on voit un caillot qui s'avance à un demi-centimètre dans l'épaisseur de l'organe. La substance testiculaire paraît rouge-jaunâtre. — La limite entre le foyer sanguin et le *parenchyme* glandulaire est assez nette.

Pas de spermatozoïdes, ni dans l'épididyme, ni dans le cordon.

*Testicule droit.* — Eclatement du bord antérieur du testicule avec adhérence de la tunique vaginale qui semble saine partout ailleurs. — Au même niveau, caillot sanguin en voie de transformation. — Le reste du testicule paraît sain à l'œil nu. — L'épididyme semble peu altéré, sauf la tête, qui présente quelques fausses membranes à sa surface.

Spermatozoïdes dans le corps de l'épididyme et dans le cordon

Description microscopique. — Les deux épididymes offrent des lésions à peu près semblables. — Une partie des tubes présente une dilatation manifeste. Leur muqueuse est froncée ; les cellules épithéliales sont dépouillées de leurs cils vibratiles, légèrement aplaties et revêtues, à leur surface, de petites boules réfringentes. — Le tissu conjonctif qui entoure les tubes est en voie de prolifération cellulaire assez avancée, indiquant une sclérose au début.

On trouve, par places, les tubes et le tissu intercanaliculaire sans altération manifeste.

L'épididyme gauche, qui correspond à l'organe le plus lésé, présente, en outre, de petits foyers hémorrhagiques épars dans le tissu interstitiel.

Les testicules sont très altérés. — On peut les diviser en trois zones, pour faciliter l'étude des lésions. — Dans la première zone, qui occupe le centre ou le voisinage du corps d'Higmore, les tubes présentent une paroi volumineuse. Ils sont écartés les uns des autres par le tissu interstitiel épaissi, rempli d'une substance grenue, et renfermant aussi quelques globules rouges et quelques globules blancs. Le centre des tubes est occupé par de petits éléments ronds en grand nombre.

Dans une deuxième zone, on rencontre à peu près les mêmes altérations, avec une abondance plus grande de globules rouges entre les tubes.

Dans une troisième zone plus excentrique que les précédentes, les tubes sont moins écartés les uns des autres, et, dans le tissu qui les sépare, on trouve beaucoup d'éléments lymphoïdes, très peu de matière granuleuse et peu de globules rouges. On a affaire ici à des phénomènes réactionnels, plutôt qu'aux altérations dues au traumatisme primitif, comme dans les parties centrales. Dans ces parties, les tubes sont remplis de grosses cellules-mères, mélangées avec des spermatozoïdes en voie de formation.

Il faut noter, enfin, que tous ces phénomènes se produisent par lobes, de telle sorte que les uns sont plus altérés que les autres.

### Expérience IV.

Bouledogue de petite taille, très âgé.

Durée de l'expérimentation. — 29 jours pour le *testicule gauche*. — 7 jours pour le *testicule droit*.

22 décembre. — Traumatisme de moyenne intensité sur le *testicule gauche*.

Les jours suivants, le scrotum présente la coloration noir foncé. Le testicule et l'épididyme paraissent peu altérés. Cependant la glande séminale n'est plus mobile dans la tunique vaginale. On peut en induire qu'il existe un peu de vaginalite.

13 janvier. — Le *testicule droit* est comprimé très fortement dans un étau pendant quatre minutes.

L'animal meurt le 20 janvier.

Description microscopique. — *Testicule gauche*. — Les tubes de l'épididyme sont à peine altérés. Cependant l'épithélium offre, par places, de petits bourgeonnements qui font saillie dans la lumière du tube, et qui semblent être le premier degré de l'altération de la muqueuse. On trouve dans les canaux une substance granuleuse assez abondante.

Le testicule proprement dit ne paraît pas altéré.

*Testicule droit.* — Il présente des lésions plus avancées que son congénère. — Les tubes de l'épididyme sont légèrement dilatés. — La surface de leur muqueuse offre en beaucoup de points une végétation de l'épithélium qui rappelle, à cause de sa disposition, l'aspect d'une véritable éruption. Ces végétations sont constituées par desamas épithéliaux, avec des noyaux mélangés aux cellules, surtout au voisinage de la paroi. — Le tissu interstitiel est sain.

Dans le testicule lui-même, on trouve la paroi des tubes épaissie et légèrement froncée.

## § 2. — *Discussion des expériences.*

1° Une contusion de moyenne intensité, qui n'est pas capable de produire des désordres immédiats considérables, tels qu'une rupture de l'albuginée ou un épanchement sanguin, peut déterminer dans ces organes des altérations de nature inflammatoire. Ces lésions paraissent consister surtout dans une altération plus marquée de l'épididyme, caractérisée par la dilatation des tubes, la végétation, par places, de l'épithélium et, plus tard, par la perte des cils vibratiles et l'aplatissement de tout l'épithélium d'un tube, par la présence de globules blancs dans le canal spermatique, enfin, par l'absence de spermatozoïdes dans la queue de l'épididyme et le canal déférent. Par conséquent, on trouve des foyers de prolifération dans le tissu interstitiel avec un peu d'œdème.

Du côté du testicule, on peut trouver un certain épaississement des tubes, les éléments intra-tubulaires légèrement altérés et des petites boules de substance réfringente vitreuse formées aux dépens de l'épithélium.

En somme, cette lésion qui paraît répondre au froissement, semble ne donner lieu qu'à des phénomènes épithéliaux, c'est-à-dire à des altérations de nature guérissable et qui peuvent ne pas laisser de traces.

2° Si la contusion devient plus violente au point de produire des hémorrhagies interstitielles, des tiraillements du tissu conjonctif ou des tubes dans l'intérieur de l'organe, on voit survenir un processus beaucoup plus accentué et plus grave au point de vue de la vitalité de l'organe.

En effet, on peut déjà trouver une vaginalite traumatique avec un épanchement sanguin modéré et produisant des adhérences épaisses réunissant les deux parois de la séreuse.

Dans l'épididyme, on trouve des lésions analogues aux précédentes dans la muqueuse et des altérations semblables des cellules épithéliales. On constate, en outre, dans le tissu cellulaire interstitiel des petits foyers sanguins, des traces de prolifération plus ou moins active, qui pourront conduire plus tard à l'étouffement des tubes et à une véritable sclérose.

Dans le testicule, les hémorrhagies interstitielles, l'altération du tissu conjonctif considérable surtout dans les parties périphériques, la prolifération cellulaire étant assez abondante pour englober et masquer les tubes de l'organe. En même temps, les tubes sont épaissis, froncés, et leur contenu altéré.

Ce qui domine dans ce cas, c'est l'altération du tissu conjonctif interstitiel amenant la formation d'un tissu cellulaire nouveau, susceptible de s'organiser et, en se rétractant, d'étouffer les tubes et de produire des désordres irrémédiables, c'est-à-dire la sclérose de l'organe.

3° Quand le traumatisme produit une rupture de l'albuginée, un éclatement de l'organe qui peut aller jusqu'à l'écrasement, les désordres du côté du testicule atteignent leur maximum. Partout où il y a eu déchirure ou épanchement sanguin, on voit se produire une véritable orchite interstitielle, laquelle entraînera la perte de l'organe par sclérose plus ou moins rapide. Cela d'autant plus facilement que l'épanchement vaginal qui résulte de la rupture de l'albuginée provoque la formation de fausses membranes épaisses, et le développement d'une grande quantité de tissu fibreux qui concourt encore à gêner la vitalité de l'organe. Ici l'épididyme, moins profondément altéré que le testicule, peut rester volumineux, induré par augmentation du tissu fibreux, alors que le testicule a disparu complètement.

# CONCLUSIONS.

La contusion peut provoquer des phénomènes inflammatoires sur le testicule aussi bien que sur l'épididyme, sans qu'on puisse dire, d'une façon précise, si l'un des deux organes est plus souvent atteint que l'autre.

L'inflammation qui succède à la contusion est ordinairement aiguë, et s'accompagne souvent d'un épanchement de la vaginale qui masque les phénomènes du côté de l'organe séminal lui-même.

L'inflammation peut se terminer par résolution, sans laisser de traces ; mais une terminaison grave et malheureusement fréquente est l'atrophie du testicule. Cette atrophie paraît être due à une inflammation interstitielle (sclérose) du testicule, ainsi que le prouvent les résultats des expériences sur le chien et les rares autopsies pratiquées sur l'homme.

Une terminaison plus rare est la suppuration, qui peut amener la perte complète de l'organe.

Enfin, il peut y avoir, par suite d'un choc très violent, rupture de l'albuginée et sortie des tubes séminifères, lésion qu'il est facile de produire expérimentalement.

Il est probable que la contusion peut devenir la cause occasionnelle de l'évolution de la tuberculose dans le testicule. C'est ainsi que nous voyons, chez les sujets prédisposés, une tumeur blanche succéder à une entorse ou à une arthrite traumatique. La lecture d'un certain nombre d'observations ne paraît laisser aucun doute à cet égard.

Si on recherche avec soin la fréquence de ces inflammations, on voit qu'elle a été exagérée. Trop souvent, en effet, les auteurs ont mis le traumatisme en cause pour expliquer certaines épididymites survenues dans le cours d'écoulements chroniques difficiles à diagnostiquer.

# TABLE DES MATIERES

## Publications de la librairie A. DELAHAYE et E. LECROSNIER

**Des diarrhées chroniques et de leur traitement par les eaux de Plombières**, par le docteur BOTTENTUIT, ancien interne des hôpitaux, médecin consultant aux Eaux de Plombières, chevalier de la Légion d'honneur. In-8 ........

**Des dyspepsies flatulentes à forme douloureuse et de leur traitement par les eaux de Plombières**, par le docteur BOTTENTUIT, ancien interne des hôpitaux, médecin consultant aux eaux de Plombières, In-8 ........ 1

**Guide aux Eaux de Plombières**, par les docteurs BOTTENTUIT et HUTIN, avec 35 gravures, cartes et plans. In-18 format diamant. Cartonné ........ 3 fr.

**Des dyspepsies gastro-intestinales. Clinique physiologique**, par G. SÉE, professeur à la Faculté de médecine de Paris, etc. 1 vol. in-8. 1881. 10 fr.
Cartonné ........ 11 fr.

**Du diagnostic et du traitement des maladies du cœur**, et en particulier de leurs formes anomales, par le professeur GERMAIN SÉE. Leçons recueillies par le docteur F. LABADIE-LAGRAVE (clinique de la Charité, 1874 à 1876), 2e édition. 1 vol. in-8 (sous presse) ........ 9 fr.
Cartonné ........ 10 fr.

**Traité pratique des maladies des reins**, par le professeur ROSENSTEIN, traduit de l'allemand par MM. BOTTENTUIT et LABADIE-LAGRAVE ........ 10 fr.

**Traité de pathologie interne**, par S. JACCOUD, professeur à la Faculté de médecine de Paris, médecin de l'hôpital Lariboisière. 6e édition revue et augmentée. 2 vol. in-8 avec 37 pl. en chromolithographie, 1879 ........ 32 fr.
Cartonné ........ 34 fr. 50

**Recherches sur les paralysies oculaires consécutives à des traumatismes cérébraux**, par le Dr A. CHEVALLEREAU, ancien interne des hôpitaux, in-8, 1879. ........ 2 fr.

**Leçons sur les rétinites**, par le professeur F. PANAS, recueillies par le Dr A. CHEVALLEREAU, in-8 avec 2 planches en chromolithographie.

**Traité de thérapeutique appliquée**, basé sur les indications, suivi d'un précis de thérapeutique et de posologie infantiles et de notions de pharmacologie usuelle sur les médicaments signalés dans le cours de l'ouvrage, par J.-B. FONSSAGRIVES, professeur de thérapeutique et de matière médicale à la Faculté de médecine de Montpellier, etc. 2 vol. in-8 ........ 24 fr.
Cartonné ........ 26 fr.

**Traité de pharmacie galénique**, par E. BOURGOIN, professeur à l'École supérieure de pharmacie de Paris, etc. 1 vol. in-8 avec 89 figures intercalées dans le texte ........ 16 fr.
Cartonné ........ 17 fr.

**Éléments de pathologie exotique**: 1° maladies infectieuses; 2° maladies des organes et des appareils; 3° animaux et végétaux nuisibles, par M. NIELLY, professeur d'hygiène et de pathologie exotique à l'École de médecine navale de Brest, etc. 1 vol. in-18 avec 29 figures dans le texte ........ 10 fr.

**Étude médico-légale sur l'interdiction des aliénés et sur le conseil judiciaire**, suivie de recherches sur la situation juridique des fous et des incapables, à l'époque romaine, par le docteur LEGRAND DU SAULLE, médecin de la Salpêtrière, etc. 1 vol. in-8 ........ 8 fr.

**Conférences thérapeutiques et cliniques sur les maladies des enfants**, par J. SIMON, médecin de l'hôpital des Enfants malades, etc. 1 volume in-8 ........ 7 fr.

**Leçons de thérapeutique** faites à la Faculté de médecine de Paris par A. GUBLER, professeur à la Faculté de médecine de Paris, etc., recueillies et publiées par le docteur LEBLANC, 2e édition. 1 vol. in-8, 1880 ........ 10 fr.

**Étude médico-légale sur les testaments contestés pour cause de folie**, par le docteur LEGRAND DU SAULLE, médecin de la Salpêtrière, etc. 1 vol. in-8 ........ 9 fr.

**Traité théorique et clinique de percussion et d'auscultation**, avec un appendice sur l'inspection, la palpation et la mensuration de la poitrine, par E.-J. WOILLEZ, médecin honoraire de l'hôpital de la Charité, etc. 1 vol. in-18, avec 101 figures intercalées dans le texte ........ 10 fr.
Cartonné ........ 12 fr.

**Des rétrécissements du canal de l'urèthre**, par E. SMET, professeur agrégé à l'université de Bruxelles, etc. 1 vol. in-8 ........ 10 fr.

Paris. — A. PARENT, imprimeur de la Faculté de médecine, rue M.-le-Prince, 31.
A. DAVY, successeur.

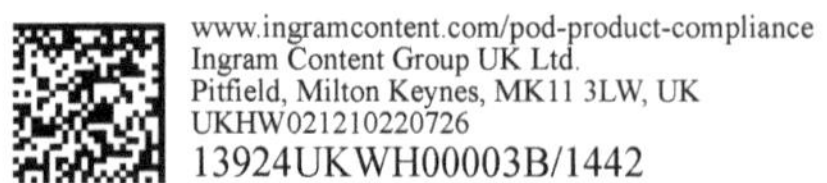

www.ingramcontent.com/pod-product-compliance
Ingram Content Group UK Ltd.
Pitfield, Milton Keynes, MK11 3LW, UK
UKHW021210220726
13924UKWH00003B/1442

9 782019 942083